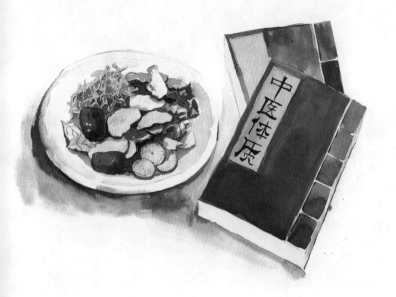

不要吃出癌症来

——张华教授30年防癌笔谈

张 华◎著

U0263933

SPM 南方出版传媒

广东科技出版社 | 全国优秀出版社

·广 州·

图书在版编目（CIP）数据

不要吃出癌症来：张华教授30年防癌笔谈 / 张华著.
—广州：广东科技出版社，2019.5（2020.11）
ISBN 978-7-5359-7099-2

Ⅰ．①不… Ⅱ．①张… Ⅲ．①癌—防治 Ⅳ．①R73

中国版本图书馆CIP数据核字（2019）第072788号

不要吃出癌症来
Buyao Chichu Aizheng Lai

出 版 人：朱文清
责任编辑：邓　彦
封面设计：林少娟
责任校对：蒋鸣亚　梁小帆
责任印制：彭海波
出版发行：广东科技出版社
　　　　　（广州市环市东路水荫路11号　邮政编码：510075）
http：//www.gdstp.com.cn
E-mail：gdkjyxb@gdstp.com.cn（营销）
E-mail：gdkjcbszhb@nfcb.com.cn
经　　销：广东新华发行集团股份有限公司
排　　版：广州市友间文化传播有限公司
印　　刷：广州市彩源印刷有限公司
　　　　　（广州市黄埔区百合3路8号 邮政编码：510700）
规　　格：787mm×1 092mm　1/16　印张14　字数280千
版　　次：2019年5月第1版
　　　　　2020年11月第3次印刷
定　　价：49.80元

如发现因印装质量问题影响阅读，请与承印厂联系调换。

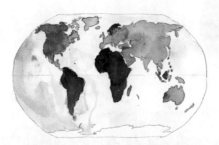

WHO: 全球癌症报告

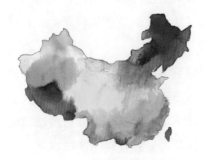

中国新增癌症病例惊人

前言
Preface

实实在在的
防癌指南

日前，世界卫生组织（简称"世卫组织"，WHO）及其下属的国际癌症研究机构（IARC）宣布红肉和加工肉类为"人类致癌物"，引爆舆论；随后又发布中式咸鱼等116种物质致癌，震惊寰宇；接踵而至的英国"植物油致癌说"，又被媒体热炒。

民众杯弓蛇影，无所适从，由此引发了一场世界范围内关于癌症和饮食致癌的大讨论、大辩论。一时间，"癌症"被热捧成了"网红"，上了头条，饮食致癌也成为家喻户晓的公众话题。

就在此时，美国临床肿瘤学会年会（ASCO 2017）的新闻发布会推荐了六项研究成果，其中两项研究揭示：健康的生活习惯和饮食结构可以降低一半以上的结肠癌死亡率和手术后的复发率。健康的生活习惯和饮食结构不仅可以预防癌症，还可以治疗癌症。

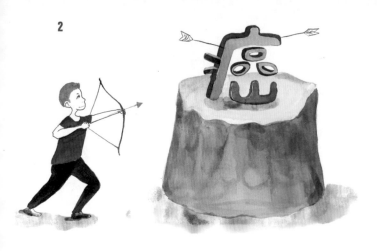

　　实际上，关于饮食与癌症的关系，世卫组织早已有定论：30%以上的癌症与饮食不当有直接关系，饮食防癌是预防癌症中关键的一环。世界最权威的临床肿瘤学会推荐利用健康合理的日常生活方式和调理饮食结构使正在接受治疗的肿瘤患者获益，再次肯定了饮食预防癌症的科学性，开创了癌症治疗的新领域、新方法。

　　饮食防癌属于中医食疗范畴，不仅历史悠久，而且内容丰富多彩。总体上是一种总结于实践经验的应用学科，是历经数千年、经过数十亿人验证的科学。其理论体系中有许多理论尚不能物证和目测，但却可以推演和证实，具有实践多而杂、理论少而乱的特征。这与现代科学的信息论、相对论和模糊数学等理论体系相似，也是现代科学尚未能完全实证，甚至很多方面仍然存疑的学科之一。

　　作为长期从事临床工作的医生，笔者关注饮食与疾病之间的关系多年，并著有数本食疗方面的著作。诊治癌症多年，笔者更加深切地感受到饮食与癌症的关系密切，饮食可以致癌，同样也可以防癌。在很多时候，饮食调理比药物治疗更加重要也更加有效。

　　作为《张华教授笔谈肿瘤防治》丛书之"饮食预防篇"《不生癌，这样吃就对了》的配对书，本书专注于饮食防癌领域。其中，第1章"饮食与防癌"提纲挈领地阐述饮食与癌症的关系，充分认识饮食可以致癌也可以防癌，饮食防癌并非神话；第2章"饮食致癌揭秘"林林总总列举那些致癌性高或者是有可能致癌的日常食物，简明扼要地揭示其致癌机制和途径；第3章"饮食防癌锦囊"针对网络信息大爆炸，专家给予去伪存真的甄别，并从实际出发，指导防癌技巧，走出饮食防癌误区。

本书具体内容包括但不限于：世卫组织专业权威机构饮食防癌的解读；博大精深中医中药宝库的挖掘；汗牛充栋本草经典食疗精华的采撷；流行民间防癌抗癌传说的点评；家族传统饮食忌口习惯的整理；网络信息去伪存真的甄别；笔者本人"神农尝百草"亲身体验的实录；30余年临床实践经验的总结……

或许是古典书籍看多了，经典之作已然入骨入髓。本人上本拙作《癌症是可以控制的慢性病》，其实是效仿宋代大科学家沈括巨著《梦溪笔谈》之写作笔法，始料未及地收获了各种赞许和奖项。

本书体例参照明末清初著名文学批评家金圣叹点评《水浒》的创意格式，试对坊间流传较广泛又争议颇多的防癌抗癌"指南"，对照世卫组织的权威发布，以本人专业和临床的视角，简洁点评，表明观点。

书中的大多数文章系收纳读书笔记、网站科普或问答咨询，经年累月，集腋成裘，虽然洋洋大观成书成册，仍属杂谈随笔。况且当代资讯日新月异，文章难免有重复之处和过时观点。而经常脑洞大开、不请自来的那些古籍精华、网络名句，"顺手牵羊"收入书中，作为调节气氛之用。

文章不厌百回改，本书酝酿有十余年之久，正式写了2年多时间。全书成稿后，因饮食致癌课题大热，研究渐深，信息更新加速，于是又十易其稿，增改了诸多内容，可谓是呕心沥血、精耕细作。

本书部分文章和观点已经发布于《肿瘤咨询在线网站》。俗话说"敝帚自珍"，笔者自然非常重视这本很有特色的新颖饮食防癌科普书，投入了几年的时间和精力，不仅如实写出几十年的经验、奉献私房菜和防癌秘诀，还参与了全书的整体策划和插画的设计。

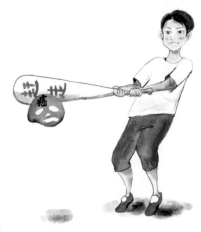

　　歌德曾经说过："读一本好书，就是和一位品德高尚的人谈话。"是的，读一本好书，就像结交了一位良师益友，使我们的人生获益匪浅。而研读一本好的医学科普书，就如同有了一位可以托付终身的家庭良医，身体健康有了基本保障。

　　窃以为：如果一本科普书可以有助于人们提高对饮食与癌症的认识，并有可能降低1/3的患癌概率，这本书就值得一写，也值得一读。有鉴于此，就请朋友们暂时放一放手中的筷子、停一停狂欢的嘴巴，跟随本书去发掘探索饮食防癌的奥秘，追逐寻觅健康的美食吧，这可以让你吃得更丰富、吃得更好。

　　作为一本日常生活中饮食防癌保健的参考性读物，本书的主要读者对象为普通健康人，但肿瘤患者也可以将本书作为肿瘤治疗中、肿瘤康复期，以及临床治愈阶段预防肿瘤复发的饮食调理引导。

　　要特别说明的是：书中内容来源广博，网络信息良莠不齐，各家观点百花齐放，虽经笔者努力甄别谬误，去伪存真，仍难求绝对正确，更毋言权威，实为一家之言。书中所言及的饮食调理预防效果，并非等同于药物的临床治疗效果，而是指饮食的可能预防作用，模糊数学的概率论概念，所有内容、建议仅供参考。

　　书稿付梓之际，感谢我90余岁高龄老母亲的养育之恩，并给予我饮食养生保健的启蒙教导；感谢留美旅法的女儿张璐及国内青年画家赵璇，百忙中为本书插图作画，使得这本小小的饮食防癌科普读物增色不少。

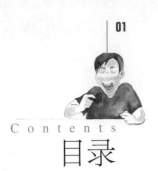

C o n t e n t s

目录

第1章

001

饮食与防癌
——饮食可以致癌，也可以防癌

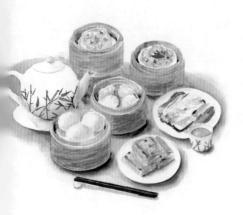

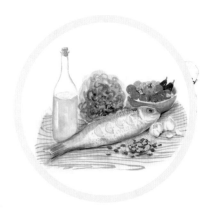

第2章

饮食致癌揭秘

—— 那些致癌性高或者可能致癌的食物

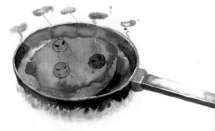

第3章

饮食防癌锦囊

121

——专家指导防癌技巧　走出饮食防癌误区

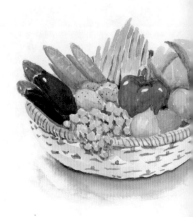

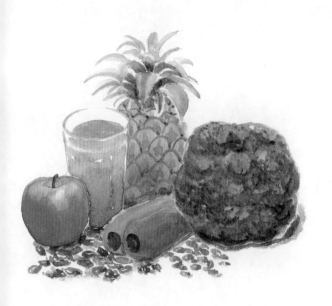

第1章

饮食与防癌

——饮食可以致癌，也可以防癌

《维多利亚宣言》：健康四基石

在导致疾病的因素中，内因约占15%，社会因素约占10%，医疗因素约占8%，气候、地理因素占7%，个人生活方式因素约占60%。世卫组织著名的《维多利亚宣言》提出了健康的四大基石，强调预防是健康的保证。

1. 健康的第一基石是合理膳食

合理膳食可以概括为"五个数字""五种颜色"。

"五个数字"：①每天一杯牛奶，确保250毫克的钙；②每天300～400克的主食，相当于250～350克的碳水化合物；③每天3～4份高蛋白食物；④是指四句话：有粗有细，不甜不咸，三四五顿，七八分饱；⑤吃500克的蔬菜、水果。

"五种颜色"：红：胡萝卜、西红柿等，适量的红葡萄酒。黄：黄色蔬菜，如红薯、南瓜、瓜果等。绿：绿茶以及绿色蔬菜。白：燕麦粉，燕麦片。黑：黑色食物，如黑木耳、黑芝麻、黑豆等。

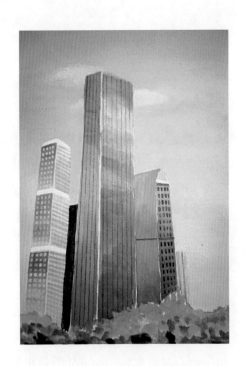

2. 健康的第二基石是适量运动

生命在于运动，但要适度，每个人要根据自己的实际情况，选择合适的运动方式，养成科学的运动习惯。对于多数健康人来说，衡量运动适量的标准，国际上流行采用心跳速度的幅度来衡量：（220-年龄）×（65%～85%），只要在此范围内运动，都能收到最佳效果，并能保证运动的安全性。

据世卫组织数据提示，走路是最佳的运动，但要注意"三、五、七"的要诀："三"指每次步行3千米，时间超过30分钟，"五"是说每星期最少运动5次，"七"是指每分钟心跳次数不要超过170-年龄。

3. 健康的第三基石是戒烟限酒

吸烟可以引起肺癌等多种癌症和肺气肿等肺部疾病，还增加了患心脏病和高血压的危险，对人体有百害而无一利，因此，要把烟戒掉。

适量的饮酒可以促进血液循环，过量就会对健康不利，影响消化吸收和营养物质的新陈代谢，对各种疾病的治疗和康复也有较大的负面影响。

最近也有学者提出戒酒，但很多人做不到，那就控制饮酒的量吧。

4. 健康的第四基石是心理平衡

这是最关键的一条，比其他因素都重要。世卫组织指出，生理，心理，社会人际适应的完满状态才是真正的健康。只有心理健康，生理才能健康。古人云"恬淡虚无，真气从之；精神内守，病安从来"，就是这个道理。唯有自我调整心态，才能心理健康，也才会有身体的健康。

心理健康，就是我们所说的保持良好的心态。事实上，很多疾病在很大程度上都受到心理因素的影响。大量研究表明，心理健康的人抵抗力强，少得病，即使生病也会很快痊愈。

保持心理平衡要做到"三个正确对待"：正确对待自己，正确对待他人，正确对待社会。三个"乐"：顺境时助人为乐，平常时知足常乐，逆境时自得其乐。励志时要"向上看"：与比自己强的人比拼，才会有进步；而心理调节要"向下比"：世界上总有比自己还惨的人，以期获得心理安慰、心理平衡，当然不能幸灾乐祸。

点评

健康四大基石，支撑起人体健康大厦，而健康的第一基石是合理膳食。英国作家盖伊曾经告诫人们："失去了健康，什么爱情啦，荣誉啦，财富啦，权力啦，就都不能使人振奋。"没有健康岂止是"不能使人振奋"？简直就是什么都没意义了！

几乎所有的健康问题都与饮食有关

　　美国康奈尔大学坎贝尔教授曾经与英国牛津大学、中国疾病预防控制中心、中国医学科学院肿瘤研究所的专家合作，在中国的24个省、市、自治区的69个县开展了3次关于膳食、生活方式和疾病死亡率的流行病学研究。

　　研究发现肉、奶、蛋等动物性食物与疾病的关联，动物蛋白（尤其是牛奶蛋白）能显著增加癌症、心脏病、糖尿病、多发性硬化病、肾结石、骨质疏松症、高血压、白内障和老年痴呆症等的患病概率，而所有这些疾病都可以通过调整饮食来进行控制和治疗，即多吃粮食、蔬菜和水果，少吃鸡、鸭、鱼、肉、蛋、奶等。

　　以下是研究中与癌症相关的部分重点摘录，可谓是研究者的良心告诫：

　　（1）吃太多动物性食物的人最容易患慢性病，就算只吃少量动物性食物，对人体健康也有负面效果。

　　（2）在牛奶蛋白质中占87%的酪蛋白，可促进任何阶段的癌细胞生长。而小麦和大豆等所含有的植物蛋白质，就算吃很多也不会致癌。

（3）酪蛋白甚至所有的动物性蛋白，可能是食物里致癌可能性高的物质，只要调整饮食中酪蛋白的分量，就有可能阻断致癌因素的形成。

（4）每日摄取15%～16%的动物蛋白，就有可能启动致癌机制，降低动物蛋白质的摄取可大幅减少致癌因素启动。

（5）即便有明显罹癌基因体质，只要改变动物性蛋白质摄取量，就能影响致癌坏基因的开启或关闭。

（6）动物性食品会促进肿瘤发生，植物性食品则可减少肿瘤发生。

（7）饮食富含动物性食品，会让生育年龄延长9～10年，而生育年龄延长会提高患乳腺癌的风险。

（8）蔬食绝对是最健康的饮食。

（9）乳腺癌风险高的女性除了切除乳房、放疗和化疗外，还应该辅以少吃或不吃动物性高营养食品，少吃精细碳水化合物。

（10）雌激素和提高乳癌风险有关，而全植物饮食可减少外源性雌激素。

（11）我们摄入的有毒化学物，90%～95%是来源于动物性食品。

（12）动物性蛋白质、肉、乳制品、蛋等作为主要饮食构成组成，与发生率增高的前列腺癌相关。

（13）任何手术或药丸，都不能有效地预防癌症等慢性疾病，但饮食可以。

（14）最营养健康的饮食：摄取全食物蔬食，将精致食物、盐分、脂肪降到最低，尽量避免动物性食品。

（15）一般人以为减少脂肪摄取量就一定健康，其实还不完全正确，因为你可能吃下更多的动物性蛋白质，也一样有害。

不良饮食习惯

（16）其实人体只需要摄入5%～6%的膳食蛋白质，就能代替体内消耗的蛋白质和氨基酸。

（17）令人心惊的是很多医生没受过营养学训练，不知道营养和健康的相关性。

（18）大部分机构都不愿讨论关于饮食的建议，甚至嗤之以鼻，因为这严重挑战了以药物和手术为本的医学体系。

（19）如果医师决定治疗方案的考量要点是基于金钱，将会影响医师的选择，从而导致理应负责人民健康的医疗体系损害人民的健康。

（20）研究过程中，我一再看到蔬食的好处与效果，远胜过医疗上所使用的药物或手术。预防为主，若医师对此不重视，那么就不仅是固执，更是不负责任。

点评

研究结论令人震惊，科学证据确凿无疑。

值得庆幸的是2017年美国临床肿瘤年会有两项关于健康生活和合理饮食降低结肠癌患者复发率和死亡率的研究成果，也许能够改变这种重治疗、轻饮食的观念。

良心告诫："几乎所有的健康问题都与饮食有关，食物可以造成疾病和死亡。"

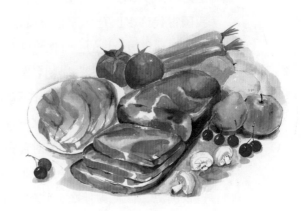

要充分认识饮食与癌症的关系

饮食与癌症的关系，从来就是争议话题。人们常以"吃"之态度而类聚群分：有"今朝有酒今朝醉，明日愁来明日当"的"吃了再说"一族；有"冒死吃河豚"的"死了也要吃"一族；有四处寻寻觅觅追逐美食的"美食家"一族；有不吃肉类的"素食"一族……

其实无须争论，关于饮食与癌症的发病关系，世卫组织早已经有定论，大数据证明一半以上的癌症与饮食不当有直接关系。

我国古代许多医药学家很早就注意到食物对人体健康和医疗上的作用。我国最早的一部医典《黄帝内经》就提出："谷、肉、果、菜，食养尽之。"唐朝名医孙思邈的名著《千金方》中说："凡欲治疗，先以食疗，食疗不愈后乃用药尔。"利用食物防治癌症，不但受到历代医药学家所肯定，而且也为现代医学所证实。近年来，国内外医药学家对食物中所含的防癌物质进行了许多研究，为人们的健康和防癌提供了有益的科学依据。

追根溯源，饮食为什么会致癌，有多方面的原因，饮食不当是饮食致癌的重要原因。牛津大学的研究人员发现，饮食是仅次于吸烟的致癌因素，在发展中国家，饮食与饮酒是近三分之一癌症病例的罪魁祸首。科学家仍然在对某些致癌的因素进行深入研究，但已经明确的是，饮食、饮酒和肥胖都是主要的致癌因素。

头颈部癌的主要原因是饮酒和吸烟；喜食偏硬、过烫、刺激性食物及酸菜可诱发食管癌；胃癌与喜欢吃熏制品、常吃含有硝酸盐或亚硝酸盐的香肠、火腿、泡菜、干咸鱼等有关；食用霉变玉米、花生、大米等食物和饮用水不卫生易患肝癌；有暴饮暴食习惯、喜好甜食和油腻者是胰腺癌的高发人群。

蔬菜和水果的摄入不足与结直肠癌、胃癌、肝癌、乳腺癌及食管癌有关。主食精细，缺乏纤维素，即粗粮、杂粮等摄入少，导致大肠癌发病率升高；高脂肪、高蛋白的摄入是乳腺癌、结直肠癌的发病原因之一。

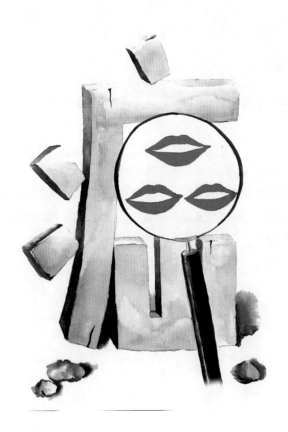

生活水平的提高使得人与人之间外在饮食条件的差距缩小了，但内在饮食习惯却仍然存在不小的差别。

有的人肉菜搭配以菜为主，有的人大鱼大肉吃个没够；有的人饭菜清淡，性味平和，有的人却重口味，长年嗜食或辛辣或多盐或油炸或熏烤的食物；有的人烟酒不沾，有的人抽烟喝酒样样有，当然更多的是自己不能喝、不愿意喝，却因或为官或为商或为友被迫应酬作陪；有的人吃饭八九分饱即可，有的人非得十二分饱才行；有的人饭后要活动活动，有的人饭后根本不动。这些差别就导致了癌症发病概率的差异，也是饮食防癌的重中之重。

> 专家预言：合理的膳食有可能使人类减少1/3的癌症、减少90%的胃癌和结肠癌，与世卫组织的"1/3的癌症可以预防"的结论基本一致。

点评

如果采取正确合理的饮食防癌措施，可以很有把握地大大减少患癌症的风险。

认识饮食和癌症的关系要注意的是：单次饮食作用虽小，长期积累作用很大。绝大部分人都是一日三餐，虽然单次饮食对人体健康的影响不大，但人的饮食模式一旦形成，就会持续几十年，如果其饮食习惯不科学，小损害累积几十年也会成为非常大的损害，君不闻韩非子曰："千里之堤，溃于蚁穴。"《韩非子·喻老》

一半以上的癌症是吃出来的

癌症的发生固然有遗传等内因作祟，但主要还是外部环境诱发。研究发现90%以上的肿瘤是由外界环境因素引起的，寻找致癌原因的研究很多。目前，有研究表明饮食是致癌的主要因素，为35%～60%，其他因素如：抽烟为30%，水和空气的污染为1%～5%，酒精为3%，辐射为3%，各种药物为2%。

一半以上的癌症都是吃出来的——这可不是危言耸听！

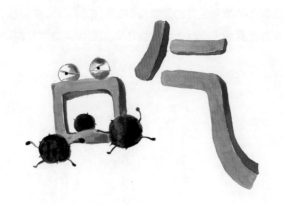

中国文化博大精深，中国文字也是世界奇迹。中国古代的拆字可以说是一门流传很广的哲学和艺术，虽然有人称之为"江湖术士的骗人把戏"，重点是如果拆字应用得当，可以唬人，也可以服人。将"癌"字拆为"病字头，三个口，一座山"，即"癌是病如山，癌字三个口。"不拆不知道，一拆吓一跳，是不是小小的一个"癌"字，却内含有很深奥的古老哲学文化和现代科学寓意。

"祸从口出，癌从口入。"日常饮食因素是最重要的致癌外因之一。流行病学研究发现约40%以上的癌症与人的饮食习惯、食物构成及食物加工、烹饪方法等因素有关，大约30%的癌症与吸烟、喝酒、胡吃海喝等饮食习惯有关。

提出"癌从口入"，并不是指所有的癌症都是由饮食引起，但专家认为，很多癌症都要归咎于饮食不当。当然，这不是说某种饮食一定会引起癌症，但可以肯定的是，合理的膳食有助于降低癌症的发生率。

众多的调查研究都将致癌元凶指向饮食。世卫组织通过调查研究得出结论：30%以上的癌症与饮食不当有直接关系。美国国家癌症研究所的研究发现：超过35%的癌症是由不良的饮食习惯诱发。

点评

据此可知，很多癌症确实是吃出来的。不健康、不均衡的饮食习惯，高脂肪、高蛋白、高热量、低纤维素、缺乏（碘、锌、铜、硒等）微量元素、过量饮酒等都与癌症的发生发展紧密相关。内因是难以改变的，外因是可以人为改变的。实际上，饮食因素也是个人能够控制的客观致癌因素之一。

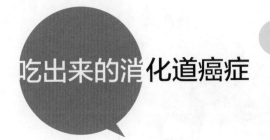

吃出来的消化道癌症

　　与饮食关系最密切的莫过于消化系统的癌症，如胃癌、肠癌、肝癌、食管癌等。食物中如果有致癌促癌成分，最先对消化道细胞造成损害。肝脏也属于消化系统，负责对外来物质的加工处理，其中一项重要任务就是分解毒性物质，为其他内脏把关，因此许多从消化道吸收进入人体的有毒物质会伤害肝脏。此外，肝癌和食物的关系也比较密切。

　　口腔癌：据统计，台湾口腔癌患者中约八成都有长期嚼槟榔的习惯，2003年国际癌症研究总署更是将槟榔列为一类致癌物质。吃槟榔、抽烟、喝酒都会刺激口腔，造成细胞变性，导致口腔癌。口腔癌、唾液腺癌的发病与烟、酒有关。同时有吸烟、饮酒嗜好者，发病率比只有一种嗜好者高2倍多，要比两种嗜好均无者的发病率高15倍多。有的地区有嚼食烟叶或槟榔的习惯，口腔癌的发病率也增加。维生素A缺乏，蛋白质摄入不足，含铁食品进食少，都会导致口腔癌发病率增加。

　　食管癌：经调查研究，食管癌属于"吃出来的癌症"，原因

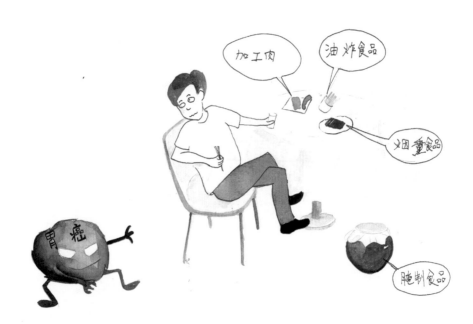

有：①缺少维生素A、维生素C和维生素E。②缺少某些微量元素，如钼、锌、镁、硒等。③进食腌制和霉变食物。④喝酒加吸烟则食管癌的发生率会显著上升。

胃癌和肠癌是跟饮食习惯关系最密切的两种癌症，有明显的患者群差异。有些人喜欢吃腌制食物，患胃癌比例高，而有些人饮食习惯更加西化，肉食多，患肠癌比例高。烟熏或腌制的肉类，如咸鱼、香肠、腊肉等，都易产生亚硝胺，经常食用这些会导致胃癌。

胃癌：据国内外流行病学研究，胃癌的发生与下列饮食因素有关：①好吃熏烤食品。②饮水及粮食中硝酸盐、亚硝酸盐含量偏高。③喜吃腌制食品。④吃霉变食物。⑤饮酒。

肠癌：肠癌的发生与下列因素有关：①嗜吃红肉、油炸或烧烤食物。②过多摄入动物性脂肪。③膳食纤维不足。④酗酒人群，大肠癌发病率较高。

肝癌：肝癌的发生与饮食的关系如下：①食物被黄曲霉菌污染。②部分慢性肝炎患者会发展成为肝癌。③水源的污染。④酗酒：酗酒导致肝硬化，可发展成为肝癌。

胆囊：胆囊癌发病和胆石症关系较大，患者常在胆石症手术时发现为胆囊癌。可能和油脂食品摄食过多、饮茶少有关。

胰腺癌：胰腺癌过去较少见，但近年发患者人数增加较快。胰腺癌与暴饮暴食脱不了干系，与高脂、高蛋白饮食有密切关系，与烟、酒也有一定的关系。

点评

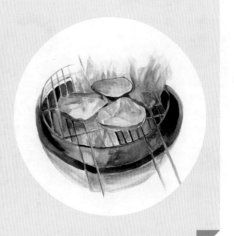

致癌物入口后，沿途经过消化道，消化道首当其冲，第一时间受攻击，也就是说，消化道癌症与饮食的关系最为密切。

消化道是饮食防癌的第一道防线，也是防癌、抗癌的主战场。消化道"失守"，则全盘崩溃。

吃出来的非消化道癌症

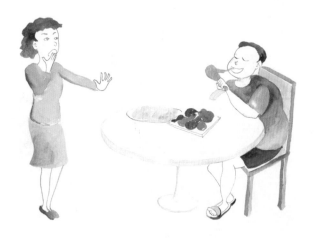

    消化系统肿瘤的发病与饮食的关系比较密切，但不少非消化道的癌症也与饮食因素有关，如乳腺癌、鼻咽癌等。

    乳腺癌：很多资料证明，高脂肪与高热量的饮食与乳腺癌发生呈正相关。

    鼻咽癌：鼻咽癌的发病主要和EB病毒感染有关，但是饮食也是一个重要因素。一些亚硝胺类化合物如二亚硝基哌嗪，可以诱发鼻咽部癌症，咸鱼、腌的食品也被认为和鼻咽癌发病有关。

    甲状腺癌：食碘量与甲状腺癌有一定的关系，高碘和低碘饮食都有可能致癌。食碘量不足，易导致地方性甲状腺肿，而地方性甲状腺肿有可能演变成甲状腺滤泡状癌或未分化癌。可见食物中的微量元素的摄入不宜过高或过低。

肺癌：通常认为肺癌和吸烟有关，但饮食方式也是重要的因素。肺腺癌发病率近年在我国有上升的趋势，肺腺癌和吸烟关系不大，但和烹调的油烟有关，因此女性发病较多。

妇科肿瘤：肥胖会增加血液中的雌激素浓度，加速乳腺癌细胞增殖。子宫体癌与肥胖有关，超体重者，子宫体癌发病率可为正常体重者的3～9倍。卵巢癌和乳腺癌与初潮提早有关，初潮提早者比初潮正常者的卵巢癌发病率高4倍左右，而初潮提早与营养好、脂肪摄入过多、激素过高有关，妇科癌症绒毛膜癌却和蛋白摄入过低、营养较差有一定关系。

泌尿系统肿瘤：肾癌、膀胱癌也和饮食有一定的关系。肾癌被认为与食品被黄曲霉素等毒菌毒素污染有关。膀胱癌被认为和嗜烟、酒有相关。

前列腺癌是男性常见癌症。研究发现，前列腺癌和食用高热量、高脂肪食物有关，摄取大量的蔬菜、水果可以降低患前列腺癌的概率。

点评

饮食中的致癌物经消化道进入人体，侵入纵深。在致癌物的作用下，非消化道也广受牵连，全身的组织、器官，无一不受其威胁和伤害。

癌症猛如虎，预防最重要

　　癌症治疗费用昂贵，且难以治愈，如果我们将视线前移，暂时把视线从传统的肿瘤治疗移开，关注一下容易被忽视的一日三餐，也许会在治疗肿瘤等难治之症和一些原因不明的疑难疾病方面发现一些令人鼓舞的结果，这也是美国等国家肿瘤治愈率高和

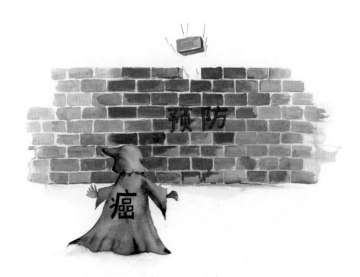

肿瘤发病率下降的主要原因。

癌症是一种严重威胁人体健康的常见病和多发病，世卫组织已经把癌症定义为"可以控制的慢性病"，与高血压和糖尿病一样，所以谈癌不必色变，"知己知彼，方能百战不殆"。只有直面癌症、正视癌症，才能够更好地了解癌症、预防癌症。

癌症是个忌讳的话题，但却不能讳疾忌医，也无法躲避。只有了解到关于癌症的数据触目惊心，才会引起重视；只有直面癌症，才能正确防治。

2014年时值《新英格兰医学杂志》创刊200周年，该杂志发表了《癌症研究200年》的文章，对人类与癌症斗争200年的历史过程进行了概括性总结。这篇癌症领域的宏观、权威的综述，如同一篇动画般的史诗，穿越200年的时空，向人们展现了人类在200年癌症研究中的"里程碑"事件。

在"癌症预防"部分，文章是这样总结的："将癌症是绝症的意识转变为癌症是可治愈或癌症只是一种慢性疾病，其经济和社会效应是可喜的和惊人的，但无论癌症治疗可能变得如何有效，最有效的还是预防癌症——虽然预防癌症是一个难以实现的目标。当癌症的原因尚不清楚时，预防癌症的措施就成为一个调整人类行为的问题。"

预防是最枯燥无味的，但预防具有最佳的治疗效果，中医的"治未病"和西医的预防医学都是国民健康之基础。最好的战略是御敌于国门之外，最高明的战术是不战而屈人之兵，最有效的方法是不得病。

点评

预防癌症是个系统工程，调整人类行为、改进饮食习惯要借助全社会的力量，而不仅仅是个人行为。因此，需要采取以人群为基础的多部门、多学科和符合文化条件的措施。而期待通过长期食用某种抗癌食品或不吃某种致癌食品就能防癌抗癌的想法，都是很幼稚可笑的。预防癌症既不能无动于衷，也不要因噎废食。

预防癌症要调整人类行为

世卫组织的专家对全球的癌症患者资料进行了系统的分析，得出了一个在癌症防治中非常有名的"三个1/3论断"：1/3的癌症可以预防，1/3的癌症可以早期发现而达到治愈，还有1/3的癌症患者可以控制进展、减轻痛苦、延长生命。

国际抗癌联盟主席大卫·希尔教授介绍说："大约40%的癌症是由不良生活方式因素、传染病、感染、环境污染以及环境或职业相关危害所引起，这占有一个很大的比例，表明癌症具有潜在的可预防性。"

癌症的个人预防有可控因素和不可控因素：不可控因素如空气污染、水污染、食品污染、遗传因素、药品的毒副作用、居住环境的电离辐射等；可控因素是个人的生活习惯如吸烟、饮酒、锻炼身体、饮食健康等。

预防癌症要调整人类行为，首先应该从生活方式和饮食习惯入手，世卫组织认为：通过不使用烟草、采取健康饮食、保持身体活动和适度使用酒精，就能够预防30%以上的癌症。

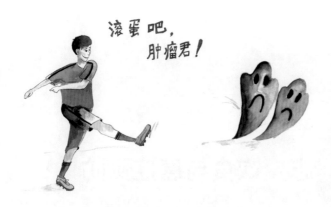

吸烟与肺癌的关系已经明确，吸烟还会引起多种癌症；过量饮酒是引致多种癌症的成因之一，因此，减少酒精饮品的摄入量能有效降低患癌风险；最近的研究证明，糖是癌细胞最喜欢并赖以生存的营养品。所以，戒烟、戒酒和减糖，则患癌症的概率减少一大半。如果人们遵循健康的生活方式，新增癌症患者中，有一半人都可以避免罹患癌症。

如何改变和避免引起癌症的危险因素？良好生活方式预防癌症，饮食防癌是主要方面，健康的饮食习惯是突破口。世卫组织针对人群和个人的饮食防癌建议包括：达到能量平衡和健康的体重；限制来自总脂肪的能量摄入，并使脂肪摄入从饱和脂肪转向不饱和脂肪，以及逐步消除反式脂肪酸；更多地食用水果、蔬菜、豆类、全谷食物和坚果；限制摄入游离糖；限制食用所有来源的盐（钠）并确保对盐进行碘化。

点评

虽然癌症就像一个幽灵，游荡在你我中间，但它只会光顾那些对其无知和无视的人。你敢正视它、认识它，就能够防范它并战胜它，癌症幽灵就会知难而退，离你远去。

《自然》杂志：饮食与癌症预防

2016年3月8日，《自然》（*Nature*）杂志子刊、临床肿瘤专业学术期刊*Nature Reviews Clinical Oncology*发表了一篇综述，提到了饮食与癌症相关性研究存在的问题和挑战，文章还提出了在饮食，运动方面预防癌症的建议。

文章提出的大量试验证据表明，饮食和营养因素对癌症预防有潜在价值。但是通过观察性流行病学研究和干预试验来识别饮食与癌症的关系非常具有挑战性。不精准的饮食评估以及观察性研究中缺乏对肿瘤异质性的考虑通常会减弱对相对风险的估计；饮食生物标志物和病原学亚型特征可以帮助更好地识别饮食与癌症的关系。

干预研究受到时间、干预时间长短、饮食-癌症非线性关系、与基线营养状态相关的问题，以及饮食改变幅度

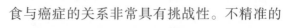

的限制，通常不足以对癌症结果造成影响。

食物和饮食类型很复杂，与传统的关注特定的饮食因素的简化法相比，对饮食类型的评估是一种新型的、更有前途的调查饮食与癌症关系的策略。

基因、表观基因和代谢组学方面的新技术和新进展，连同微生物影响的考虑，将会扩大我们关于饮食因素对癌症风险和疾病进展作用的理解。

为公众和个体患者制定的指南应该强调通过严格审核的基于证据的癌症预防因素推荐，有效传递不断进展的科学信息。

2016年4月28日，《自然》（Nature）*的Nature Communications*杂志，发表了另一个研究结果：匹兹堡大学医学院的科学家让非洲裔美国人和非洲人交换日常饮食，结果在两周内评估他们的结肠癌（Colon Cancer）风险就出现了明显的改变。

研究人员Dr. O'Keefe指出，饮食交换使非洲裔美国人食用的膳食纤维大大增加（从大约10g增加到50g以上），这很可能是改变生物学指标减少癌症风险的主要原因，不过动物脂肪和动物蛋白的摄取量减少对此也有帮助。

点评

《自然》（Nature）创刊于1869年，是世界上最早的国际性期刊，也是世界上最权威的科学杂志之一。杂志以报道科学世界中的重大发现、重要突破为使命。

世界最高级别纯学术期刊发表的前瞻性研究学术论文也已经证实：调整饮食可降低患癌症风险。2017年美国肿瘤学会年会（ASCO 2017）发布的研究成果证实：健康的生活习惯和饮食结构可以降低一半以上的晚期结肠癌患者的手术后复发率和死亡率。

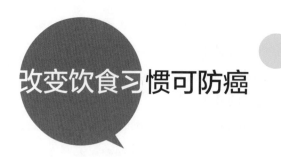

改变饮食习惯可防癌

　　预防是治疗癌症的最佳方法，不患病比任何药物治疗都要有效。预防癌症很简单：生活自律与饮食控制是防癌要点，而你需要做的仅仅是改变和避免癌症生活风险。世卫组织提示，通过改变或避免生活中的一些主要的高致癌危险因素，30%以上的癌症可以得到预防。

　　世界癌症日是国际抗癌联盟（UICC）于2000年发起，活动时间定于每年的2月4日，"世界癌症日"实际上就是"世界癌症科普日"，从往届的世界癌症日的主题可以看出，饮食预防癌症是反复出现的内容。2012年的"世界癌症日"宣传主题"饮食与癌症"明确指出："健康的饮食习惯是我们预防癌症的第一扇大门。"

　　饮食可以致癌，同样也可以防癌。世界癌症研究基金会曾明确指出，不良饮食习惯可导致30多种癌症，每年因癌症死亡的患者中，有1/3和不良饮食习惯有关。癌症的发生并非一朝一夕，就在不经意间，你的一个微小生活习惯也许就在发挥着防癌或致癌的作用。

在现实生活中，人们如能科学地进行膳食搭配，有许多天然食物都能起到防癌作用，为防止癌（致癌物质）从口入，可筑起一道防癌屏障。如能结合养成良好的卫生习惯，注意饮食卫生，可大大降低癌症发病率。

世界癌症研究基金会健康信息负责人凯特·曼多撒表示，现在仍有很多人没有认识到，对早餐、运动程度等生活细节进行调整，有助于降低患癌风险。如果能够坚持健康饮食，积极进行锻炼，保持合理体重等就可以使肠癌、乳腺癌及前列腺癌的发病率大幅降低。

笔者有一位肠癌患者，治疗了10余年后因中风去世。治疗期间，笔者与患者儿子成了朋友。这天朋友打电话给笔者：吃热气了，大便有血，经当地医院检查是痔疮出血。笔者立即想到他母亲是肠癌，而引起肠癌的主要原因肠息肉，属于家族性的，就要朋友马上去做肠镜检查，朋友怕痛不愿做。在笔者多次催促下，终于做了肠镜，结果发现结肠有两个息肉，呈菜花状，溃烂，出血。肠镜下切除的息肉病理检查提示是正在癌变中。

原来饮食无度、长年在酒楼聚餐、嗜好肉食、每天一小醉、三天一大

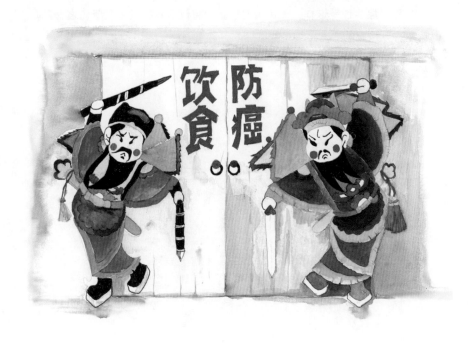

醉的朋友，这下子是吓着了，从此彻底改变了不良的生活和饮食习惯，按照笔者所著的《百病饮食宜与忌》中的饮食指导，规律作息，在家吃饭，以蔬菜为主，严格控制饮酒，定期体检，加以中药调理脾胃，至今安然无恙。这是早期排除隐患、成功预防癌症的一个典型例子。

其实，法国作家、人称"现代法国小说之父"的巴尔扎克早就说过："有规律的生活是健康与长寿的秘诀。"只要做个预防癌症的有心人，有点健康意识，平时多加留意，预防癌症真的不困难。为了保持健康，减少患癌风险，应积极提倡合理的膳食结构，改变不科学的饮食习惯，对防癌保健十分有益。

点评

世界首部兵法著作《孙子兵法·谋攻篇》有曰："是故百战百胜，非善之善者也；不战而屈人之兵，善之善者也。"以上文言文译成白话文就是："所以百战百胜，虽然高明，但不是最高明的；不动干戈，而又能降服敌人者，才是高明中的最高明"。

对付癌症也是这样，《黄帝内经》中有说："病已成而后药之，不亦晚乎？"抗癌的上上之策是预防癌症，远离癌症，不患癌症。

饮食防癌有学问

　　中国人自古以来就重视滋补养生膳。中医认为，根据人体健康状况，用包括蔬菜、谷物、肉类在内的各种食物补充和调节人体的营养平衡，同时利用食物具有的药效调整人体健康。随着化学合成药物的毒副作用对人们健康造成伤害和医源性疾病不断增加，使得人们越来越多地把关注的目光投向非药物性治疗。

　　利用食物防治癌症，不但经过历代医药学家所肯定，而且也为现代医学所证实。近年来，国内外医药学家对食物中所含的防癌物质进行了许多研究，对人们的健康和防癌提供了有益的科学依据。

　　据医学专家考察、研究发现，癌症的发生原因大部分是由不良饮食习惯和不合理饮食结

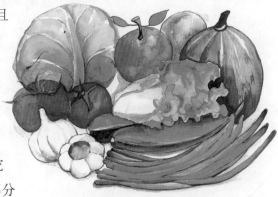

多吃防癌食物

构引起的。因此，饮食防癌或防止癌从口入，普遍引起了人们的关注，如何采取有效措施达到饮食防癌目的，已成为人类抗击癌症的当务之急。

世界癌症研究基金会建议以植物性食物为主，包括每天进食不同种类的水果和蔬菜，或能降低患癌风险，而且多吃水果和蔬菜的人士一般亦较少超重。适度控制进食红肉（如牛肉、猪肉和羊肉），以及避免过量食用加工肉类，有利于控制癌症发生风险。

美国科学院在一项"饮食与癌症关系"的研究报告中，提出了饮食防癌的基本原则，即提倡人们平时少吃高脂肪类、腌制、熏制食物；不吸烟、不酗酒；常吃新鲜蔬菜、水果和五谷杂粮搭配饮食。

制定防癌饮食准则时，需要根据实际情况考虑这些建议。

具体措施如下：

（1）限制或避免进食被致癌物污染的食物，如霉变食物、咸鱼、腌渍酸菜、烟熏或烤制肉类等食品，受农药污染的水果、蔬菜，过期的面制品等。

（2）提倡合理饮食结构和食物品种多样化。注意摄入膳食结构平衡，平衡膳食是指人体摄入的膳食中各种营养素的种类齐全、数量充足、比例合理的膳食。

（3）增加有效防癌食物的摄入，例如抗氧化营养素、膳食纤维、蛋白质和钙，抗致病菌食物如大蒜、韭菜等，提高免疫功能的食物如真菌类等摄入。

点评

总之，对饮食防癌观念引起重视是好事，但切不可太过极端，"冰冻三尺非一日之寒"，要改变身体状况，归根到底，还是要着眼于饮食起居。需要全面改变饮食习惯，多选择原生态食物及健康的烹饪方式。

饮食防治癌症的关键就是调整饮食结构，要养成少吃致癌食物、多吃防癌食物的饮食习惯。

饮食防癌六字诀

记住饮食防癌六字诀：粗、淡、杂、少、烂、素，"御敌于国门之外"，防止"癌从口入"，从而大大减少患癌的机会。重要的是，这可能是最好记的饮食防癌要诀。

1. 粗

指粗粮、杂粮、粗纤维类食物。食物中缺乏植物纤维是许多癌症特别是消化道癌症的主要诱因。植物纤维具有清洗肠道的功能，可以促进肠道蠕动，缩短肠内容物通过的时间，减少致癌物被人体吸收，能预防大肠癌的发生，是预防肠癌的"最佳药物"。粗粮中还含有丰富的钙、镁、硒等微量元素和多种维生素，其中硒是一种抗癌物质，能与体内多种致癌物结合，通过消化道排出体外。

粗细粮食要搭配着吃，粗细粮比例以6份粗粮、4份细粮最适宜。玉米、小米、大豆按1：1：2的比例混合食用更有营养。小米、燕麦、薏米等都适合煮粥喝。肉、蛋则是粗粮的最好搭档，

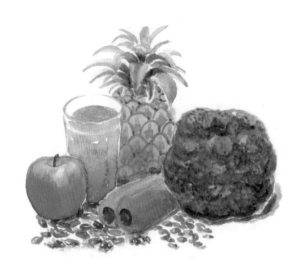

能起到营养互补的作用。

2．淡

　　提倡吃得清淡，包括控制盐、糖及辛辣食品的摄入。世卫组织推荐每人每天摄入盐的量为5克，我国推荐为每人每天6克。3口之家，假设一日三餐都在家里吃，一天18克，一个月消耗500多克食盐，似乎符合标准，实际情况是已经远远超标。因为许多食品中可能已经含有较多的盐，比如海鲜类食品、烹调用的酱油、味精、醋等，蔬菜类食品也含有盐，早餐吃咸菜、咸蛋等更是少不了盐，一般20毫升酱油中就含有3克食盐。

　　盐是诱发高血压的元凶。人均每天食盐超过20克的地区，脑血管患病率明显增加，同时，胃癌、食管癌、膀胱癌等恶性肿瘤发病率也显著增加。长期吃得过咸，对人体还有以下危害：容易感冒，引发溃疡，催人肥胖，容易患咽喉炎，胃酸过多，血糖升高，引发肾病，等等。

　　糖的摄入过多会催人肥胖。同时，对糖尿病患者也十分不利。

　　辛辣食物对高血压、胃及十二指肠溃疡、痔疮等患者都可能带来加重的后果。

3. 杂

食谱宜杂、宜广、宜多样化。美国癌症研究协会曾明确表示，没有任何一种单一的食物能够保护人们不得癌症。虽然有许多研究表明，植物性食物中所含的一些成分，比如维生素、矿物质以及多酚、黄酮类等，对抗癌都有一定作用，但不推荐长期食用任何一种具体的抗癌食物，而是建议食谱中应包括有4/5以上的蔬菜、水果、全谷以及豆类，混杂着吃。

4. 少

食物摄入总量特别是糖、蛋白质、脂肪的摄入量要有限制。一项研究成果发现，吃得太饱会增加患癌的风险。每顿都吃得很饱和基本上只吃八分饱的人相比，前者患癌的概率更大。暴饮暴食的同时，如果还酗酒、吸烟，则雪上加霜，食管癌、胃癌、胰腺癌等消化系统肿瘤都与吃得过多有关。

只吃八分饱，不妨尝试以下控食方法：在感到有点儿饿时开始吃饭，而且每餐在固定时间吃，这样可避免太饿后吃得又多又快；吃饭时间要维持20分钟以上，因为从吃饭开始，经过20分钟后，大脑才会接收到吃饱的信号；用小汤匙代替筷子，每口饭咀嚼30次以上，减慢速度；多吃含粗纤维的、增加饱腹感的食品，比如豆类、魔芋等。

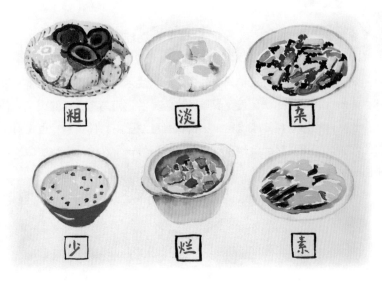

5. 烂

要注意的是这里的"烂"不是"腐烂"的"烂"，而是"烂熟"的"烂"！

除新鲜水果、蔬菜外，其他食物应煮烂、煮熟。意大利一项研究发现，有益健康的胡萝卜素、番茄红素和叶黄素根本不怕煮，尤其是富含类胡萝卜素的胡萝卜、西红柿，以及西兰花和十字花科蔬菜等反而比生吃更能保护身体免于癌细胞侵袭。以西兰花为例，加热到60℃最理想，能最大限度发挥其抗癌活性，减少患食管癌、胃癌、肺癌、胆囊癌和皮肤癌的危险。

6. 素

多吃新鲜蔬菜和水果。目前已证实，足量的蔬果纤维可预防结直肠癌，并降低乳腺癌、食管癌等多种癌症的发生率。世界癌症研究基金会科学项目经理蕾切尔·汤普森博士推荐了几种最有效的防癌蔬果：西红柿可降低患前列腺癌概率；西兰花、卷心菜和豆芽能降低患消化系统癌症的概率；草莓、洋葱、大蒜中都含有抑制肿瘤生长的成分。

点评

佛家有"六字真言"：唵嘛呢叭咪吽，防癌饮食也有"六字真言"：粗、淡、杂、少、烂、素。

法国作家蒙田说过："只要失去健康，生活就充满痛苦和压抑。没有它，快乐、智慧、知识和美德都黯然失色，并化为乌有。"健康是一种责任，长期自觉地坚持健康饮食，不仅仅是对自己的身体负责，也是对生活和工作负责，更是对社会和家庭负责——因为一个人的健康和生命，绝不是自己的私有财产。

最实用的饮食防癌原则

针对改变不合理的饮食习惯和膳食结构，专家综合总结，提出了科学合理的饮食意见和建议，简称为防癌饮食"3231"原则。

1. "3231"原则的第一个"3"是3种食物多多益善

第一种食物是十字花科蔬菜，像花椰菜、甘蓝、卷心菜，花椰菜和甘蓝都是抗癌明星。美国奥克兰市凯赛医疗中心流行病学副主管劳伦斯·库什博士表示，多项研究显示，十字花科蔬菜可以降低患直肠癌、肺癌和胃癌的危险；专家认为，卷心菜等蔬菜中含有激活人体内天然的解毒酶的化学物质。密歇根州大学研究显示，在患乳腺癌的概率上，一周吃3份以上生的或者稍微烹调一下的卷心菜的人，比那些一周只吃1.5份甚至更少的人患癌症的危险低72%。

第二种食物是高纤维食物。多吃膳食纤维不仅能够促进肠道蠕动，还对女性乳房有益。瑞典研究人员跟踪调查6万多名妇女发现，每天吃4.5份膳食纤维较多的全谷类食物的被调查者患结肠癌的概率降低了35%。

第三种食物是富含维生素D和钙的食物。维生素D和钙的结合有保护乳房和结肠的作用。乳制品富含维生素D和钙，美国《国家癌症研究所》杂志显示，经常食用乳制品的人患直肠癌的危险降低，科学家认为是钙发挥了保护作用。维生素D和钙能抑制激素的影响，可以使人们在早期避开乳腺癌。

2. "3231"原则的"2"是两种果蔬要经常吃

第一种果蔬是西红柿。西红柿能够降低罹患胃癌、卵巢癌、胰腺癌和前列腺癌的危险，其所含有的番茄红素有助于预防细胞受到损害。

第二种果蔬是浆果。浆果有很强的抗癌作用，草莓、黑莓和蓝莓都富含抗氧化剂，抗氧化剂可以防止细胞受到损害。

3. "3231"原则的第二个"3"是有3种食物要少吃

一是红肉，包括猪、牛、羊肉等要少吃。研究显示，结肠癌同饮食有密切关系，每天食用热狗和猪、牛、羊肉以及肉制品的人，患结肠癌的概率高于一般人。《美国医学协会》杂志调研显示，10年间每周吃两三次、每次1盎司（约等于28克）加工肉制品的女性，患结肠癌的概率增加50%，而长时间每天吃2盎司红肉的女性患直肠癌的危险增加40%。除了结肠癌以外，还可能患上其他癌症，原因是肉类在高温烹调及用硝酸钾等加工过程中，产生了致癌物质苯并芘和丙烯酰胺。

二是酒要少喝，不要过量饮酒。过量饮酒会增加患乳腺癌、结肠癌、食管癌、口腔癌和咽喉癌的危险。少量饮酒对心脑血管有益，但是大量饮酒就适得其反。库什博士表示："和乳腺癌始终存在明显关系的饮食因素不多，而酒就是其中一个。"

三是脂肪含量高的食品要少吃。高脂肪食物不仅容易使人患心脑血管疾病，而且也容易使人患上癌症，少吃一些富含脂肪的食品可以减少患乳腺癌的概率。美国马里兰州贝塞斯达市国家癌症研究所用4年时间，跟踪调查18.9万名绝经妇女，发现饮食中脂肪占40%的妇女患乳腺癌的概率比饮食中脂肪占20%的妇女高15%。

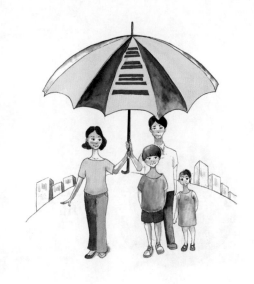

专家建议，由脂肪产生的热量不应该超过体内总热量的30%。一天食用60克脂肪食品，就可以产生7534焦耳的热量，所以不宜过多摄入脂肪。

4."3231"原则的"1"是需要留意观察一种食物

这种食物就是大豆。人们知道，大豆中含有大豆异黄酮，是著名的植物雌激素，食用之后大豆是否会促进乳腺疾病的发生目前仍然未有定论，尚待观察、研究。

点评

饮食防癌"3231"原则就是食物的选择。要健康，饮食终归是要有点节制、要有些原则的。一个人的素质标志，不在物质享受层面，而是心智的成熟程度和自我约束、控制的能力。大哲学家亚里士多德说得好："放纵自己的欲望是最大的祸害，谈论别人的隐私是最大的罪恶，不知自己的过失是最大的病痛。"

许多疾病就是胡吃海喝惹的祸，一半癌症是吃出来的，我们要的是健康的美食，倡导健康美食观念，提倡健康饮食防癌抗癌。要美食更要健康，要美食不要癌症，管住嘴巴最重要，追逐美食不要忘记防癌抗癌。诚如中国教育家陶行知所言："忽略健康的人，就等于在与自己的生命开玩笑。"

饮食防癌源远流长

　　疾病的饮食调理、食疗防癌抗癌和饮食宜忌都是祖国医学食疗学的组成部分，对于治疗疾病和健康长寿具有重要意义。饮食抗癌与中医一样，总体上来说是一种实践科学，是历经数千年、经过数十亿人验证的科学。

　　"药食同源。"我国第一部药物书《神农本草经》收载药物365种，其中一半以上既是药物又是食物。我国研究食疗历史之悠久，内容之丰富，乃居世界之首位。

　　2015年度诺贝尔生理学或医学奖得主、药学家屠呦呦在《青蒿素的发现：传统中医献给世界的礼物》的主题演讲中，用幻灯片形式展示了毛泽东同志当年亲笔题词："中国医药学是一个伟大的宝库，应当努力发掘，加以提高。"

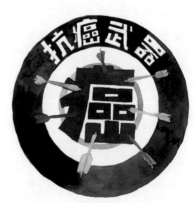

作为药学家的屠呦呦正是从中国医药学这个宝库中，发掘出了青蒿素这一瑰宝，获得了2015年度诺贝尔生理学或医学奖。饮食防治癌症与中医防治癌症一样，都是中国医药学这座宝库中有待发掘的瑰宝。

记得有一次大会诊，有"北孙南管"之称的肿瘤界权威管仲正教授对笔者说："中医有一个巨大的项目，就是中医预防癌症的发生和复发，如果能够成功，那就是中医中药造福全人类。"现在回头看，这与屠呦呦研究青蒿获诺奖的感言如出一辙，中医药造福人类是实实在在的。

食疗是中医防治疾病的方法之一，食物是人们赖以生存的重要物质基础。食物不仅为人体在发育、生长、成熟等生命过程中提供必需的"原料"和"能源"，而且在各种食物代谢中，相互起着重要的协调作用，以促使人体生理活动的正常进行。

但是食物与防治疾病也存在一定的关系，摄入某一些食物不仅可以治病，而且还可以更广泛地用于平时防病。从许多日常生活中的实例就可以清楚地看出，一些食物的质与量以及摄取的方法与许多疾病的发生与防治有着极为密切的关系。

祖国医学食疗学的理论精髓有两大观点：

1. 调理阴阳营养观

分析历代食养与食疗著作不难看出，掌握阴阳变化规律，围绕调理阴阳进行食疗活动，使机体保持"阴平阳秘"，乃是传统营养学的理论核心所在。正如《素问·至真要大论》所说："谨察阴阳之所在，以平为期。"

中医理论认为，机体发生疾病，究其原因，皆由于阴阳失调之故。因此，饮食养生、治疗与康复手段，以及药物疗法、针灸、气功、按摩、导引等，都将调理阴阳作为

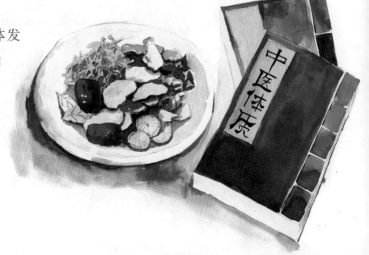

基本原则。《素问·骨空论》说："调其阴阳，不足则补，有余则泻。"

对饮食的宜与忌，中医也是以阴阳平衡作为出发点的，有利于阴平阳秘则为宜，反之则为忌。例如痰湿质人忌食油腻，木火质人忌食辛辣，阴不足阳有余的老年人则忌食大热峻补之品，某些皮肤病、哮喘患者应忌食鱼虾等海产品发物，胃寒患者忌食生冷食物等。总之，体现"虚则补之""实则泻之""寒者热之""热者寒之"的原则。

另外，在食物搭配和饮食烹制方面，中医也是注重调和阴阳的，使所用膳食无偏寒、偏热、偏升、偏降等缺陷。例如烹调鱼、虾、蟹等寒性食物时总要配以姜、葱、酒等温性的调料，以防止性偏寒凉，食后有损脾胃之弊。又如食用助阳类蔬菜韭菜常配以蛋类滋阴之品，也是为了达到阴阳互补之目的。

2. 食药一体营养观

药食同源，食物与药物都具有形、色、气、味、质等特性。因此，中医使用食物或（和）药物来进行营养保健或治疗康复的情况是极其普遍的。食与药同用，主要基于食物和药物的应用皆由同一理论指导，也就是食药同理。正如金代《寿亲养老书》所说："水陆之物为饮食者不下千百品，其五气五味冷热补泻之性，亦皆属于阴阳五行，与药无殊……人若知其食性，调而用之，则倍胜于药也……善治药者不如善治食。"

点评

数千年来，在中医药发展过程中，食药同路、食药同理、食药同用已经成为民间常识，这也是中医饮食营养学的一大特点。如乌鸡、羊肉、驴皮、猪肤、鸟卵、葱、姜、枣等皆有补益阴阳气血之用或调补胃气之功，与药同用可取得相得益彰的作用。而大量食谱、菜谱、茶谱中也含有不少可以作为药物的食物，如枸杞子、淮山药、黄芪、当归、肉桂等，从而提高了食品保健强身和防治疾病、防癌抗癌的功效。

中国的中医药必将继续为人类的健康事业作出贡献，饮食防癌理应争夺头功。

中医体质与饮食防癌

体质就是人体的素质，是人体从父母遗传而来，受后天的天气、地域、饮食等多种因素影响，形成的与外界环境相适应的，功能和形态上相对稳定的一种固有特性。中医体质决定了个人患癌的易感性，决定了后天饮食的宜忌，这不是宿命论的迷信，这是哲学辩证法，是科学的实质。

中医和西医都讲"体质"，但二者有完全不同的概念和范围，相差甚远。中医的体质反映的是人体内阴阳运动形式的特殊性，这种特殊性根据脏腑盛衰所决定，并由人体的气血强弱为基础。西医的体质包括体格、体能和适应能力等几个方面。

"体质"和"健康"的概念是不同的，同样是健康的人，其体质却千差万别。对一个人的体质强弱要从形态、功能、身体素质、对环境气候的适应能力和抗病能力等多方面进行综合评价。我们讨论的与癌症相关的"体质"的概念和范畴是指中医体质。

中医从古代的《黄帝内经》就有体质的记录，经过历代研究，延续至今，可谓历史悠久。中华中医药学会发布的《中医体

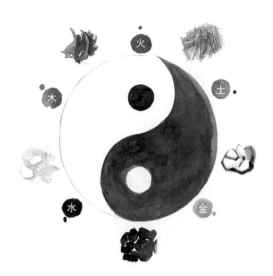

质分类与判定》标准，将中医体质划分为正常质（平和质）、阴虚质、阳虚质、气虚质、瘀血质、痰湿质、湿热质、气郁质、特禀质九种体质。

在这九种体质中，平和体质相对健康，另外八种属于所谓亚健康状态的偏颇体质。平和体质若不注意后天调养，亦可变为偏颇体质。饮食和中医调理是维护平和体质、调整偏颇体质的主要措施。

看过热播电视连续剧《欢乐颂》的朋友，一定知晓剧中"五美"，她们性格突出，各有个性，在剧中也体现出不同的中医体质：

安迪明显高冷，外向性低，也因家族精神病史而神经质，过分敏感，还喜欢猜疑乱想，并有性恐惧，30多岁居然还没有谈过恋爱，白领高层，事业有成却活得太痛苦。明显的肝郁，辨为"气郁质"。

樊胜美毕竟是公司人力资源主管，外在表现沉稳，为人处事成熟通透。但她出自一个十分郁闷的家庭，让她极自卑又极自尊，虚荣好面子。身体虚胖，反应稍钝，好睡懒动，大块头外形，是典型的"痰湿质"。

曲筱绡号称"曲妖精"，为人处事尖酸刻薄，言谈举止古灵精怪，拜高踩低，特别对"捞女"樊胜美有偏见。虽然是刀子嘴，但心地却不坏，还为姐妹帮打抱不平，无疑为"特禀质"，患过敏性鼻炎、荨麻疹之类的可能性高。

邱莹莹是呆萌妹妹，脑子和能力都比较欠缺，工作一年了，基本的小事都做不好，居然为了分辨不同咖啡的味道，一天能喝下十几杯咖啡，还一而再再而三地上当。颜面有点虚浮，不停地吃巧克力、饼干，明显肺脾气虚，是为"气虚质"。

关雎尔比较中规中矩，乖巧懂事，替人着想，对父母也是言听计从，性格懦弱，胆小怕事，外向性低，凡事都不主动，是个小跟班、应声虫，存在感不强。说话轻声细语，有气无力，皮肤苍白，贫血面容，其实是"阳虚质"。

点评

笔者指导的一位研究生曾经完成了一项《中医体质学与肿瘤的关系探讨》的研究课题，结果揭示了癌症与体质的一些关系：①体质类型决定肿瘤的易感性；②体质类型决定肿瘤的症候类型；③体质决定肿瘤的变化转移规律；④体质类型影响肿瘤的预后。

这些发现对于调理、调整癌症患者偏颇的体质，预防偏颇体质的癌症发生具有一定的意义，在癌症的预防和治疗方面有一些实用价值。调查研究显示：180例癌症患者的中医体质以气虚质、气郁质、瘀血质最多，其中女性以气虚质、气郁质为主，男性以气虚质和瘀血质为主。肝癌患者的中医体质分布以气虚质、气郁质和血瘀质为主。

饮食防癌要先辨析体质

饮食防癌要先辨析体质，即根据个人的体质分型来选择饮食。

1. 平和质是健康派

总体特征为阴阳气血调和，面色红润，精力充沛，不容易得病，吃得好，睡得好，心情好，性格随和开朗，对自然环境和社会环境适应能力较强。需重点预防的癌症有脑胶质瘤、淋巴瘤、黑色素瘤等。

平和质的人防癌饮食应采取中庸之道，食物多样化，以谷类为主的原则，做到不偏食、不挑食。饮食应有节，不要过饥过饱，不要常吃过冷、过热和不干净的食物。粗细搭配，多吃五谷杂粮、蔬菜水果，少吃过于油腻及辛辣之物，不吸烟，少喝酒。

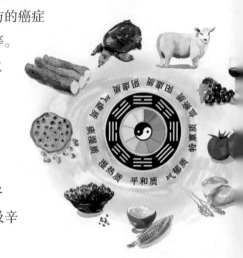

2. 气虚质是气短派

总体特征为肌肉松软不实，元气不足，表现以疲乏、气短、自汗等为主。舌淡红，舌边有齿痕，脉弱。不耐受风、寒、暑、湿邪，易患感冒、内脏下垂等病，病后康复缓慢。需重点预防的癌症有头颈部癌症、咽喉癌、舌癌、肺癌、胃癌、肾癌等。

气虚质的人防癌饮食应多食用具有益气健脾作用的食物，如黄豆、白扁豆、鸡肉、鹌鹑肉、泥鳅、香菇、大枣、桂圆、蜜蜂、粳米、糯米、小米、黄米、大麦、山药、籼米、莜麦、马铃薯、胡萝卜、豆腐、兔肉、牛肉、青鱼、鲢鱼等。少吃具有耗气作用的食物，如冰淇淋、雪糕等冷冻食品，以及槟榔、空心菜、生萝卜、西瓜等。若气虚甚，可用人参莲子汤调养。

3. 阳虚质是怕冷派

总体特征为肌肉松软不实，平素畏冷，手足不温，喜热饮食，精神不振，舌淡胖嫩，舌苔白，脉沉迟。耐夏不耐冬，易感风、寒、湿邪，易患痰饮、肿胀、泄泻等病。需重点预防的癌症有咽喉癌、舌癌、乳腺癌、胃癌、胆囊癌、胆管癌、胰腺癌、前列腺癌等。

阳虚质的人防癌饮食可适当多食用牛肉、羊肉、鸡肉、韭菜、生姜、芥末、葱、蒜、胡椒等甘温益气壮阳之品。少食用冰淇淋、雪糕等冷冻食品及黄瓜、柿子、西瓜等生冷寒凉的食物，少饮用寒性的绿茶。

4. 阴虚质是缺水派

总体特征是体形偏瘦，常手足心热，口燥咽干，鼻微干，喜冷饮，大便干燥，舌红少津，脉细数。性情急躁，耐冬不耐夏，不耐受暑、热、燥邪，易患虚劳、失精、不寐等病。需重点预防的癌症有鼻咽癌、头颈部癌症、咽喉癌、舌癌、甲状腺癌、胸腺癌、肝癌、肾癌等。

阴虚质的人防癌饮食的原则是保阴潜阳，可多食瘦猪肉、鸭肉、龟、鳖、鱼类、绿豆、海蜇、芝麻、蜂蜜、豆腐、乳制品、甘蔗、荸荠、百合等甘凉清淡滋润之品，也可食用沙参粥、百合粥、枸杞子粥、桑葚粥、山药粥等，还可选择食用燕窝、银耳、海参、淡菜、水鸭等，少食用羊肉、狗肉、韭菜、辣椒、花椒、胡椒、葱、姜、酸、葵花籽等辛辣温燥刺激的食品。

5. 血瘀质是瘀斑派

总体特征为血行不畅，肤色晦暗，色素沉着，容易出现瘀斑，口唇黯淡，舌黯或有瘀点，舌下络脉紫黯或增粗，脉涩。易烦，健忘。不耐受寒邪，易患癥瘕及痛证、血证等。需重点预防的癌症有鼻咽癌、甲状腺癌、胸腺癌、乳腺癌、胃癌、肝癌、肾癌、前列腺癌等。

血瘀质的人防癌饮食可多食一些黑豆、海藻、海带、山楂、桃、李子、柚子、橙子、金橘、紫菜、萝卜、胡萝卜、油菜、番木瓜、慈姑、玫

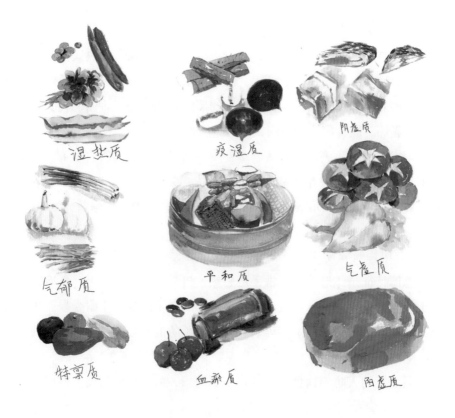

湿热质　　　　痰湿质　　　　阳虚质

气郁质　　　　平和质　　　　气虚质

特禀质　　　　血瘀质　　　　阴虚质

瑰花、桃仁、绿茶等活血散结、行气、疏肝解郁作用的食物。可少量饮葡萄酒、黄酒、低度的白酒，以活动血脉，行血气。可多食醋、山楂粥、花生粥等，少吃肥猪肉等油腻之品。

6. 痰湿质是痰腻派

总体特征为面色油腻，体形肥胖，腹部肥满松软，多汗且黏，胸闷，痰多，口黏腻或甜，喜食肥甘甜黏，苔腻，脉滑。对梅雨季节及偏潮湿环境适应能力差，易患消渴、中风、胸痹、高血脂等病。需重点预防的癌症有肺癌、乳腺癌、肠癌、肝癌、胰腺癌等。

痰湿质的人防癌饮食应多吃补脾益气、醒脾开胃的食品，如粳米、薏米、熟藕、栗子、山药、扁豆、豇豆、牛肉、鸡肉、牛肚、猪肚、鳜鱼、葡萄、胡萝卜、马铃薯、香菇、生姜、玉米、冬瓜、莲子、豌豆、甘蓝、西红柿等。少吃易损伤脾气的食品，如猪肉、甲鱼、牡蛎、牛奶、甜食，饮料等黏腻之物、冰镇水果、冷饮、肥腻（腊肉、猪肠、五花肉、猪脑）、油酥以及苦瓜、黄瓜、茄子、柿子、香蕉、梨、西瓜、绿豆、豆腐、莜麦等寒凉食物。

7. 湿热质是长痘派

总体特征为面垢油光，易生痤疮，口苦口干，身重困倦，大便黏滞不畅或燥结，小便短黄，男性易阴囊潮湿，女性易带下增多，舌质偏红，苔黄腻，脉滑数。容易心烦气躁，对夏末秋初湿热气候、湿重或气温偏高环境较难适应。易患疮疖、黄疸、热淋等病。需重点预防的癌症有鼻咽癌、咽喉癌、乳腺癌、肠癌、胆囊癌、胰腺癌等。

湿热质的人防癌饮食宜清淡，多吃甘寒、甘平的食物，如绿豆、空心菜、苋菜、芹菜、黄瓜、冬瓜、藕、西瓜、扁豆、薏苡仁、红小豆、蚕豆、包菜等。少食羊肉、狗肉、韭菜、生姜、辣椒、胡椒、花椒等辛温助热的食物，戒烟戒酒。

8. 气郁质是郁闷派

总体特征为气机郁滞，症见神情抑郁、忧虑，情感脆弱，烦闷不乐，舌淡红，苔薄白，脉弦。对精神刺激适应能力较差，不适应阴雨天气。易患脏躁、梅核气、百合病及郁证、失眠、抑郁症、神经官能症等。需重点预防的癌症有鼻咽癌、头颈部癌症、咽喉癌、舌癌、甲状腺癌、胸腺癌、乳腺癌、肺癌、胃癌、肝癌、胆囊癌、胆管癌、胰腺癌、肠癌、肾癌、前列腺癌等。

气郁质的人防癌饮食可多食小麦、葱、蒜、黄花菜、海带、海藻、萝卜、金橘、山楂、槟榔、玫瑰花等具有行气解郁、消食醒神作用的食物，亦可间断食用一些山药、茯苓等健脾养脾的食物。可饮少量低度酒，酒有一定兴奋情绪的作用，避免饮茶、咖啡等提神醒脑的饮料。

9. 特禀质是过敏派

总体特征为先天缺陷、容易过敏、喷嚏流泪，常见哮喘、风团、咽痒、鼻塞、喷嚏等症状。对外界环境适应能力差，如过敏体质者对易致过敏的季节适应能力差，易引发宿疾。易患哮喘、荨麻疹、花粉症及药物过敏，以及遗传性疾病如血友病、先天愚型等。需重点预防的癌症有脑瘤、肺癌、白血病、恶性淋巴瘤、黑色素瘤等。

特禀质的人防癌饮食宜清淡、均衡，粗细搭配适当，荤素配伍合理。多食蔬菜、水果，多喝水。要列出个人慎用、忌用的食物和药物。忌食明确过敏的食物，慎食生冷、辛辣、肥甘油腻食物。少食异种蛋白食物，特别是鱼、虾、蟹等海鲜以及酒、辣椒、浓茶、咖啡等辛辣刺激之品、发物及含致敏物质的食物。

点评

体质天成，影响终生。体质因素是癌症发病与否的先决条件。防癌饮食，先辨明九大中医体质，根据个人的体质分型来选择防癌饮食。

美国临床肿瘤学会推荐饮食治疗癌症

美国临床肿瘤学会年会（ASCO）是世界最权威的肿瘤学术年会和肿瘤专业盛会，2017年已经是第53届了。每年的年会期间，多个国家的顶尖肿瘤学专家济济一堂，宣布当年的肿瘤科研成果，探讨、抗击肿瘤的方向。会后各国专家都会在本国举行ASCO进展的巡回演讲，以利于贯彻执行。

2017年美国肿瘤学会年会于当年6月2日在芝加哥举行。当地

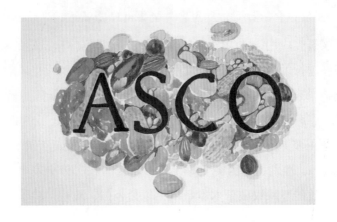

时间5月17日中午12点，ASCO在亚历山大总部召开了会前新闻发布会，公布了研究成果发布及报告的日程。ASCO主席Hayes教授和候任主席Johnson教授从即将发布的数以万计的研究成果中，精选和推荐了6个研究成果发布，其中有两项是关于生活方式和饮食治疗癌症的研究。

1. 发布会推荐一：遵循健康生活方式可降低结肠癌一半以上死亡风险。

该研究入组了992例晚期（Ⅲ期以上）结直肠癌患者，根据美国癌症协会（ACS）发布的"营养与体力活动指南"的标准推荐生活和饮食调理，具体是：适当进行体育锻炼，多食蔬菜、水果及全谷类食物，少食红肉及加工肉，避免过度饮酒等。随访7年，发现健康的生活方式降低了结直肠癌患者42%的死亡风险，并且有降低复发风险的趋势。当将饮酒也纳入评分后，降低了51%的死亡风险和36%的复发风险。高评分患者较低评分患者无瘤生存期、无复发生存期和总生存期等三大黄金指标均呈有统计学意义的延长。

ASCO主席Daniel F. Hayes评论："该研究表明，不管是饮食、饮酒或者是体育锻炼，均可以对结直肠癌患者的死亡风险造成影响。该研究通过大数据分析，为患者如何预防结直肠癌复发明确了方向。需要强调的是，健康的生活方式不可以替代化疗以及其他治疗方案，但是确实可以为结直肠癌患者带来获益。"

2. 发布会推荐二：食用定量坚果可以降低近一半结肠癌复发风险。

该研究应用CALGB对1999年Ⅲ期结直肠癌临床试验的826名患者的调查问卷进行了分析，探究进食坚果与结肠癌复发及死亡风险之间的关系。研究结果表明，一周食用超过2盎司以上坚果的结肠癌患者与不食用坚果的结肠癌患者相比，复发率降低了42%，死亡率降低了53%。

食用坚果的获益与已知的结肠癌预后因素如年龄、身体质量指数（BMI）、性别、基因突变等无关。研究的二次分析表明，给结肠癌患者带来获益的坚果仅限于木本坚果，包括杏仁、核桃、榛子、腰果，以及胡桃等。

ASCO主席Daniel F. Hayes评论："癌症治疗期间的健康饮食经常容易被忽视，像坚果这样的东西也能对癌症患者的转归造成影响。希望在将来的结直肠癌诊疗过程中，临床医生在决定疾病治疗策略时，健康饮食因素也应该考虑进去。"

点评

当有人还在质疑饮食预防癌症的科学性时，2017年美国临床肿瘤学会年会（ASCO）推荐的研究成果宣布：日常生活和饮食可以降低一半以上的结肠癌死亡率和手术后的复发率。世界最权威的临床肿瘤学会推荐生活和饮食调理，不仅可以预防癌症，还可以治疗肿瘤！

日常生活和饮食使癌症患者大大获益的效果，不比药物治疗差，其实也没必要意外，因为很多癌症就是生活方式和饮食致癌，是可以预防的，"解铃还须系铃人"。

世界癌症研究基金会健康饮食测试

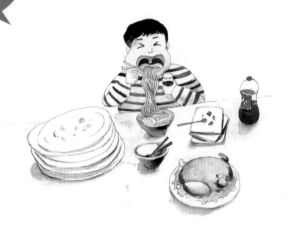

　　英国《每日邮报》近日的报道称，英国国家统计局当日宣布的调查数据显示，在英国，与生活方式相关的癌症病例数急速攀升，男女肝癌发病率分别增加了70%和60%，恶性黑色素瘤发病率分别增加了78%和48%。

　　为此，世界癌症研究基金会最近研究出一种简单的测试，供大众自测生活方式的健康程度。

1. 你的早餐通常是_____。

　　A. 一块面包和一杯果汁

　　B. 一碗稀饭或加入新鲜水果、干果的麦片粥

　　C. 煎蛋、培根和香肠

2. 肉食在你的饮食中所占的比例为_____。

A. 每周吃几次中等分量的红肉或加工肉食

B. 植物性食物（素食）占2/3，瘦肉占1/3或更少

C. 每天都吃一大份红肉或加工肉类

3. 最近一周内正餐和零食中植物性食物（蔬菜、水果、谷类和豆类）有_____。

A. 10～20种 　　　B. 20多种 　　　C. 不到10种

4. 你多久吃一次外卖或快餐食品？

A. 每周几次 　　　B. 偶尔犒劳一下自己 　　　C. 几乎天天吃

5. 每天蔬菜和水果摄入份数（1份水果为一个中等大小的水果，如苹果、橙子）为_____。

A. 2～4份 　　　B. 5份或更多 　　　C. 1份或更少

专家建议：以上题目最佳选择均为B，最差为C。如果你选C较多，说明你的生活方式不够健康，急需调整。在营养摄入方面，应以果蔬、全谷食物和豆类为主，因为这些食物热量相对较低，含膳食纤维及水分更多，可长时间保持饱腹感，且这些素食富含大量人体必需的维生素和矿物质等营养素，以及有益保健的物质。

点评

以上健康饮食测试的是西餐，较多吃西餐的白领阶层和小朋友可以参考调整饮食结构，不吃西餐的朋友也不要忽略，说不准还能指点指点吃西餐的朋友如何更好地饮食防癌抗癌。

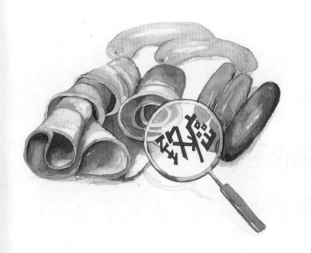

第2章

饮食致癌揭秘

——那些致癌性高或者可能致癌的食物

红肉、加工肉致癌的困惑与迷茫

2015年10月世卫组织（WHO）及国际癌症研究机构（IARC）可算是出够了风头，赚足了眼球。事情源自于世卫组织宣布加工肉类为"人类致癌物"。

整个事件的过程犹如一出跌宕起伏、悬念重重的反转剧：10月23日有媒体报道官方透露，培根等加工肉类将于10月26日被世卫组织列入致癌物名单，之后英国《每日邮报》根据内部消息确认了这一点，并特别指出它们与砒霜并列，提前拿到世卫组织报告的BBC也有相同的报道。

日常食用的加工肉＝剧毒药物砒霜？

一石掀起千重浪。于是有记者迫不及待向世卫组织求证，世卫组织否认并说请看10月26日世卫组织的正式报告。于是几乎各大媒体都于显著位置争相报道："世卫组织否认加工肉类被归为人类致癌物。"人们不由地松了口气，大家一度以为被媒体骗了。

殊不知，10月26日世卫组织网站明明白白地宣布：加工肉类属于人类致癌物，还是一类致癌物。如此一来，加工肉类就和砒霜、烟草、酒精属于最高级别的致癌物。据称如果每天食用50克的加工肉制品，例如香肠、火腿、培根等，会使患结肠直肠癌的概率增加18%。另外，有有限的证据表明红肉可能致癌。

这是国际癌症研究机构首次对肉类进行评估，加工肉类被归为人类致癌物。虽然没提出具体的政策建议，但建议限制肉类的摄入，尤其是加工肉制品的摄入。

媒体再一次蜂拥轰动性报道，接着是多个肉类协会否认该结论的科学性，否认加工肉类有致癌性，10月28日，中国肉类协会、北美肉类协会、韩国肉类加工协会先后发言，"IARC这个报告是不慎重、不科学的，且报告结论不能完全代表全球科学界的观点，肉类产品是否致癌还需进行更为全面、客观的风险评估才能得出结论。"云云。

这正是：你刚唱毕我登场，各种各样的质疑、困惑、迷茫与恐慌，那场面煞是热闹。

老百姓纳闷了：一会儿致癌，一会儿不致癌，一会儿又致癌……这肉到底怎么啦？你说这后面还反转不反转呢？你说这肉我是吃好？还是不吃好？

莎士比亚名言："To be or not to be."有各种各样的解释，在这里就是"吃，还是不吃？这是个问题！"

我们还能愉快地吃肉吗？

其实世卫组织发布致癌物等相关信息已经很多年了，却总是不能吸引眼球，广泛传播，这次因加工肉被媒体热炒，反而是一鸣惊人，达到了始料不及的防癌抗癌的宣传广告轰动效应。

窃以为，肉类协会是"卖肉的协会"，属于肉类利益关联方，"致癌性"这么专业和科学的结论，还是应该相信无利益关联、专业性和科学性有保障的世卫组织的官方权威发布。

但这并不是要人们与肉绝缘，也不意味着吃加工肉与抽烟有同等的危害。"一类致癌物"并不是指它的致癌性有多强烈、多凶险，只是说它们之间的相关性是确定的。致癌物分级是世卫组织根据致癌证据强弱而定，与致癌性强弱（毒性）无关。致癌物分类的依据并不是谁致癌的能力更强，而是科学证据的确凿程度，越是致癌证据明确的，级别越高，而致癌的能力则与分级没有必然联系。

比如，酒精被列为一类致癌物，只能表明饮酒和癌症有很大的相关性，而且这一关系是确定的，但并不表示只要稍稍饮酒便会患癌。同理，世卫组织官方宣布培根、香肠、火腿等加工肉类会致癌，也不表明吃一个培根三明治就会患上癌症。

加工肉类制品如培根、香肠和火腿等，真的有可能会引发癌症。其实这并不是一个关于吃不吃肉的问题，而是要提倡膳食平衡，切忌大鱼大肉，暴饮暴食。说到每天控制吃肉量的问题，世卫组织也表示不知道安全的量究竟是多少。中国营养学会推荐成年人每天吃动物性食物的量为鱼虾类50~100克，畜禽肉类50~75克。

肉类所提供的营养物质是我们人体不可或缺的，本着风险平衡的饮食原则，不应该因噎废食，从此就不吃肉了，平衡膳食中的肉类并不会使人们患上癌症。但是，对于无肉不欢的肉食者、吃货们，如果肉食已经是一日三餐食谱的全部或者大部分的话，那就是时候改变饮食结构了，不能"明知肉致癌，偏向肉里行"，或者"今朝有肉今朝吃，明日癌来明日担"。

点评

笔者也不是全素食者，和绝大多数人一样，也要吃肉，也曾经有过"无肉不欢"的时候。自从多年前研究饮食与疾病的关系以来，特别是世卫组织宣布加工肉类为"人类致癌物"的报告发布后，也得限制吃肉的量了。

笔者制订的吃肉的标准是：红肉每天少于50克（就是一两肉），尽量不吃加工肉。以笔者戒烟、减压、控酒和控制体重的毅力，执行这一标准没有压力。

食用红肉和加工肉制品致癌性问答

　　世卫组织将加工肉类列为致癌物质并发布后，一石激起千重浪，世界各地反响强烈，各种各样的质疑和咨询"飞向"世卫组织及其所属的国际癌症研究机构。于是，国际癌症研究机构将这些质疑和咨询分类，以答问的形式在官网公开发布，答疑解惑，以正视听。

　　1. 请问您认为红肉是什么？

　　红肉是指所有哺乳动物的肌肉，包括牛肉、猪肉、羊肉、马肉和山羊肉。

　　2. 请问您认为加工肉制品是什么？

　　加工肉制品指经过盐渍、风干、发酵、熏制或其他为增加口味或改善保存而处理过的肉类。大部分加工肉制品含有猪肉或牛肉，但也可能包含其他红肉、禽肉、动物杂碎，或包括血在内的肉类副产品。

加工肉制品有热狗（熏肉肠）、火腿、香肠、咸牛肉和干肉片或牛肉干，以及肉类罐头和肉类配料及调味汁等。

3. 请问国际癌症研究机构评估红肉和加工肉制品的原因是什么？

一个国际咨询委员会在2014年一次会议上建议将红肉和加工肉制品作为国际癌症研究机构专刊组评估的优先问题。这一建议的依据是，有流行病学研究提出，几种癌症风险的小幅提升可能与大量食用红肉或加工肉制品有关。尽管这些风险很小，但可能对公众健康非常重要，因为全世界有许多人吃肉，且食肉量在低收入和中等收入国家正在增加。

一些卫生机构已建议限制肉类摄入量，目标主要是为了降低罹患其他疾病的风险。有鉴于此，国际癌症研究机构提供关于罹患癌症风险与食用红肉和加工肉制品相关性的权威科学证据是有必要的。

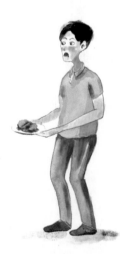

4. 肉类的烹饪方法是否能改变风险？

肉类高温烹饪会产生引起致癌风险的化合物，但这些化合物的作用尚未完全认识清楚。

5. 烹饪肉类最安全方法有哪些？

高温烹饪或将食物直接放在火上或热表面上，比如烧烤或用锅煎，会产生几种甚至更多的致癌化学物（比如多环芳烃和杂环芳胺）。然而国际癌症研究机构工作组没有足够数据得出关于肉类的烹饪方法是否会影响患癌风险的结论。

6. 吃生肉是不是更安全呢？

没有数据能从癌症风险的角度回答这一问题。但需要注意的是，食用生肉有引发感染的风险。

7. 红肉被归为"对人类致癌可能性较高"的食物。请问这一分类的确切含义是什么？

"对人类致癌可能性较高"这一分类是基于显示食用红肉和患结肠直肠癌呈正相关的流行病学研究的"有限证据"及"强有力的"机理证据。

"有限证据"意思是观察到接触该物质与罹患癌症有正相关关系，但也不排除关于这些观察的其他解释。

8. 加工肉制品被归为人类致癌物（一类）。请问这一分类的意思是什么？

当有"足够证据"证明对人类的致癌性时，就使用这一分类。换言之，已有令人信服的证据证明该物质致癌。做出该评估的依据通常是接触该物质的人罹患癌症的流行病学研究，该分类是基于食用加工肉制品引发结肠直肠癌的流行病学研究的"足够证据"。

9. 加工肉制品是人类致癌物（一类），吸烟和石棉也被归为人类致癌物（一类），这是否意味着食用加工肉制品与吸烟和石棉具有相同的致癌性？

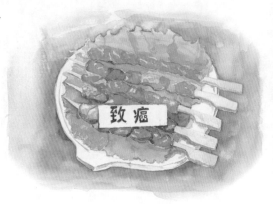

不是，加工肉制品虽与吸烟和石棉等其他癌症病因归于同一类别，

并不意味着它们具有同样的危险性。国际癌症研究机构的分类指的是关于某一物质是否致癌的相关证据的关联度，而不是评估风险水平。

10. 哪些癌症与食用红肉有关或相关联呢？

与食用红肉相关证据关联度最强的癌症是结肠直肠癌，但证据仍"有限"，还有证据证明食用红肉与胰腺癌和前列腺癌有关。

11. 哪些癌症与食用加工肉制品有关或相关联呢？

国际癌症研究机构工作组得出的结论认为，食用加工肉制品会引起结肠直肠癌，也显示其与胃癌存在相关性，但证据还不确凿。

12. 每年有多少癌症病例是由于食用加工肉制品和红肉引起的？

根据全球疾病负担项目（独立的学术研究机构）的最新估计，全世界每年大约有3.4万例癌症患者死亡可能是饮食中含有大量加工肉制品导致的。

食用红肉还没有被确定为癌症的病因。然而，据全球疾病负担项目估计，如果证明所报告的相关性为因果关系，全世界每年有5万例癌症患者死亡很可能是由于饮食中含有大量红肉导致的。

相比之下，每年全球因吸烟造成大约100万例癌症患者死亡，每年因饮酒造成60万例癌症患者死亡，每年因空气污染造成超过20万例癌症死亡。

13. 您能否量化食用红肉和加工肉制品的风险？

所审查的研究显示，食用加工肉制品与癌症风险的小幅提升相关。在这些研究中，风险总体上随着食肉量的增加而上升。根据对10项研究数据所做的分析，估计每天食用50克加工肉制品，患结肠直肠癌的风险会提高大约18%。

与食用红肉相关的癌症风险较难预测，因为红肉引起癌症的证据还不够充分。然而，如果食用红肉与患结肠直肠癌的相关性被证明是因果关系的话，这些研究中获取的数据显示每天食用100克红肉会使患结肠直肠癌的风险提高17%。

14．对儿童、老人、青壮年女性或男性来讲，谁的风险更高，是否有风险较高人群？

根据现有数据不能对不同人群的风险差异做出结论。

15．对曾患结肠癌的人来说会怎么样呢？他们要停止吃红肉吗？

根据现有数据不能对曾患癌症人群的风险做出结论。

16．我是否要停止吃肉？

吃肉有已知的健康益处。许多国家的健康建议都劝告人们限制加工肉制品和红肉的摄入，因其与心脏病、糖尿病和其他疾病的死亡风险增加有关。

17．请问吃多少肉是安全的？

风险随着食肉量的上升而增加，但根据用于评估的现有数据不能对是否存在安全水平做出结论。

18．是什么使食用红肉和加工肉制品提高了患癌症风险？

肉是由多种成分构成的，比如血红素铁，肉还可能包含在加工和烹饪过程中形成的化学物质，例如，在肉加工过程中形成的N-亚硝基化合物和多环芳烃等致癌化学物质。

红肉或加工肉制品的烹饪过程中还会产生杂环芳胺和多环芳烃等化学物质，这些物质在其他食品和空气污染中也存在，其中有些化学物质是已知或疑似的致癌物，但凭这些知识还不能完全了解食用红肉或加工肉制品如何提高了患癌症风险。

19．您能比较一下食用红肉与食用加工肉制品的癌症风险吗？

食用红肉与食用加工肉制品通常一份的定量所做的风险估计结果相似。但是，食用红肉没有被确定为癌症的病因。

20. 世卫组织对预防与食用红肉和加工肉制品相关癌症风险有何健康建议？

国际癌症研究机构是评估现有关于癌症病因证据的研究机构，但并不就此做出建议。各个国家政府和世卫组织负责制定营养指南。国际癌症研究机构的这一评估强化了2002年世卫组织关于食肉人群有节制食用加工肉制品以降低患结肠直肠癌风险的建议。

还有其他一些饮食指南建议限制食用红肉或加工肉制品，但这些指南的主要侧重点是降低脂肪和钠等（心血管疾病和肥胖风险因素）的摄入量。担心患癌症的人在有新的癌症专门指南制定出来以前，可考虑降低红肉或加工肉制品食用量。

21. 我们是否只应吃禽肉和鱼肉？

还没有评估与食用禽肉和鱼肉相关的癌症风险。

22. 我们是否应素食？

素食和含肉膳食对健康各有利弊。这次的评估没有直接比较素食者和食肉者的健康风险。做这类比较是困难的，因为这些人群除了在食肉与否外，其他方面也存在差异。

23. 有没有相对较安全的红肉呢？

有几项研究调查了牛肉和猪肉等不同种类红肉以及火腿和热狗等不同种类加工肉制品的相关癌症风险，然而，没有足够的信息能显示更高或较低的癌症风险与食用哪一特定种类的红肉或加工肉制品相关。

24. 保存方法（比如盐渍、冰冻或辐照）是否会有影响？

不同的保存方法可能引起致癌物（例如N-亚硝基化合物）的形成，但是否加剧和在多大程度上加剧患癌风险尚不确定。

25. 这次评估了多少项研究？

国际癌症研究机构工作组审查了800多项关于人类癌症的不同研究。一些研究提供了两类肉的数据：总共有超过700项流行病学研究提供了红肉数据，有超过400项流行病学研究提供了加工肉制品数据。

26. 有多少专家参与了评估？

国际癌症研究机构工作组由来自10个国家的22名专家组成。

27. 您认为政府根据这些结果要采取哪些行动？

国际癌症研究机构是评估癌症病因的研究机构，但不就此做出建议。国际癌症研究机构专刊经常被用作制定尽量降低癌症风险的国家和国际政策、指南和建议的依据。政府在更新饮食建议时，可能会结合其他健康风险和益处，决定是否采用本次关于加工肉制品癌症危险性的新信息。

点评

连世界卫生组织和国际癌症研究机构都要花这么大的力气来解释，说明"吃肉"的力量不小。对于真理与谬误之争，歌德曾经深有体会地说过："我们对于真理必须经常反复地说，因为错误也有人在反复地宣传，并且不是有个别的人而是有大批的人宣传。"

足可见，医学科普任重道远。

了解人类致癌物等级

致癌物是指能诱发人患癌的"坏物质",它的范畴包括任何能增加人类患癌风险的化学、物理物质及生活、工作方式等。

1965年,国际癌症研究机构(IARC)开始了确定致癌物的工作,并于每年发布更新致癌因素的信息,最终将有资料报告的878种化学物,根据其对人的致癌危险分成4个级别(也有译作5类),依次为:1级(致癌)、2A级(很可能致癌)、2B级(可能致癌)、3级(致癌性不确定)和4级(可能不致癌)。其中不少与食物相关。

1. 1级(一类):致癌。

对人体有明确致癌性的物质或混合物,如烟草、酒精、黄曲霉毒素、槟榔、中式咸鱼、砒霜、石棉、六价铬、二噁英、甲醛,以及加工肉类。

不少人可能觉得吸烟、喝酒没有大碍,但是日积月累就可能成为癌症的"元凶"。如果要饮酒,男性每天最好不要超过50

克，女性不要超过25克。黄曲霉毒素主要存在于霉变的坚果、大米和玉米等，吃这些食物时一定要注意。

2. 2A级（二类）：很可能致癌

对人体致癌的可能性较高的物质或混合物，在动物实验中发现充分的致癌性证据。对人体虽有理论上的致癌性，但实验性的证据有限。如丙烯酰胺、无机铅化合物、4-甲基咪唑等。

这类物质在动物实验已证实有明确的致癌作用，但人群研究的证据还比较有限。生活中如果经常采用高温油炸、高温烹制食物，接触到丙烯酰胺的机会就比较大，应尽量避免。

3. 2B级（三类）：可能致癌

对人体致癌的可能性较低的物质或混合物，在动物实验中发现的致癌性证据尚不充分，对人体致癌性的证据有限，用来归类相比二类A级致癌可能性较低的物质。如氯仿、DDT、敌敌畏、萘卫生球、镍金属、硝基苯、柴油、汽油、手机辐射等。

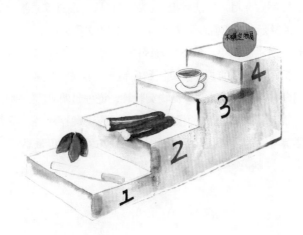

4. 3级（四类）：致癌性不确定

对动物致癌性证据不充分或有限，或者虽然有充分的实验性证据和充分的理论表明其对动物有致癌性，但对人的致癌性证据不充分。如苯胺、苏丹红色素、胆固醇、咖啡因、二甲苯、糖精及其盐、氧化铁、有机铅化合物、静电磁场、三聚氰胺、汞及其无机化合物等。

这类物质动物和人群研究的致癌证据都不充分，或动物实验证据充分，但人群研究则明确无致癌作用。当然，这并不意味着这些食物可以不顾数量放心吃，因为它们虽然不致癌，但可能带来其他健康风险。

5. 4级（五类）：很可能不致癌

对人体可能没有致癌性的物质，缺乏充足证据支持其具有致癌性的物质。只有一种物质——己内酰胺。

指相关研究中没有充足证据证明其具有致癌性的物质，食物中属于此类的物质较少。

点评

上述4个级别的致癌物，在饮食中的致癌性也不可一概而论，已经确定为"致癌"的1级和"很可能致癌"的2A级物质要尽量避免，不能避免的也要注意控制量；对"可能致癌"的2B级物质无须过度紧张，而对"不确定致癌"的3级和"很可能不致癌"的4级物质更不必担心。

致癌物不是洪水猛兽，致癌物分级的依据并不是根据其致癌能力的强弱，而是根据其与癌症的关联程度、致癌科学证据的确凿程度。证据包括流行病学调查、剂量反应关系、动物实验等。证据越明确，级别越高。

因此，面对众多致癌物的报道和传闻，应该理性对待，不要过于紧张，也不要偏听偏信，以世界卫生组织权威发布为可信度最高。

食品中的天然致癌物

有没有被世卫组织国际癌症研究机构发布的"116种致癌物清单"吓着？其实无须恐慌，大自然本身就存在天然的致癌物，很多食品中也含有天然的致癌物。不管你怕还是不怕，致癌物都在那里——在我们的身边、我们的周围。

所谓天然致癌物即不是人工添加和污染的，是食品在一定的条件之下所产生的致癌物。以下列出一些日常食品中所含有的天然致癌物：

1. 黄曲霉毒素

黄曲霉毒素是世界上致癌性最高的物质，国际癌症研究所（IARC）已评定黄曲霉毒素是具有足够证据的1级致癌物。小剂量的长期接触可以诱发肝癌。

黄曲霉主要污染粮食、油

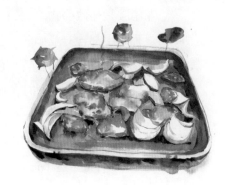

类及其制品，如花生、花生油、玉米、大米、棉籽等，还有干果类中的核桃、杏仁、榛子、奶制品、干咸鱼、干辣椒、干萝卜条等。

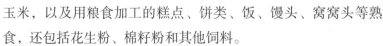

发霉的粮食中含有大量的黄曲霉毒素，包括大米、小米、小麦、玉米，以及用粮食加工的糕点、饼类、饭、馒头、窝窝头等熟食，还包括花生粉、棉籽粉和其他饲料。

已知可以引起癌症并已确定化学结构的霉菌毒素有十多种，如麦角菌产生的麦角碱，杂色曲霉、构巢曲霉所产生的杂色曲霉素，黄曲霉、寄生曲霉、棒曲霉所产生的黄曲霉素，都是致实验动物肝癌的致癌物质。

黄曲霉毒素可以导致肝癌，赭曲霉素可诱发小鼠肾肿瘤，黄米毒素、皱褶青霉素、灰黄霉素均能引起小鼠肝癌，镰刀菌毒素及交链孢霉素能引起大鼠胃和食管鳞癌，其他一些霉菌毒素可引起实验动物的肝癌、肉瘤、胃癌、结肠癌、乳腺和卵巢的肿瘤，等等。

研究证明，一些霉菌能在食物中促进致癌物亚硝胺的形成，可以使人类和动物引发肝癌，食管癌和胃癌的发生也与霉菌毒素污染食物有关。

2. 亚硝基化合物

自然致癌物亚硝胺是在人的胃里合成。亚硝基化合物在酸性条件下合成硝酸盐，还原以后成为亚硝酸盐，蛋白质分解的氨基酸脱羧以后变成胺，亚硝酸盐和胺合成亚硝胺。

亚硝胺是强致癌物之一，也是四大食品污染物之一。食物、化妆品、啤酒、香烟中都含有亚硝胺。在熏腊食品中，含有大量的亚硝胺类物质，某些消化系统肿瘤，如食管癌的发病率与膳食中摄入的亚硝胺数量相关。当同时摄入熏腊食品与酒时，亚硝胺对人体健康的危害就会成倍增加。

亚硝酸盐广泛存在于自然界中，尤其是食物中，例如蔬菜中亚硝酸盐的平均含量大约为4mg/kg，肉类约为3mg/kg，蛋类约为5mg/kg，而豆粉中亚硝酸盐的平均含量可达10mg/kg，咸菜中的亚硝酸盐平均含量也在7mg/kg以上。

在人们日常膳食中，绝大部分的亚硝酸盐在人体内像过客一样随尿排出体外，只有在特定条件下才转化成亚硝胺。所谓特定条件，包括酸碱度、微生物和温度。所以，通常条件下膳食中的亚硝酸盐不会对人体健康造成危害，只有过量摄取，身体内又缺乏维生素C的情况下，才能对人体引起危害。此外，长期食用亚硝酸盐含量高的食品，也可能诱发癌症。

3. 酒精

酒精可以促进很多肿瘤的生长。喝白酒能够引起食管癌、胃癌。酗酒者患食管癌、咽喉癌、肺癌及肝癌的概率较不饮酒者高10倍以上。大量饮酒可导致肝硬化，而肝硬化与肝癌又有着密切关系。饮酒的女性患乳腺癌的概率也比不饮酒者高2倍。

少量、适量饮酒，致癌的可能性不大，酗酒则可使各种癌症的发生率明显升高，特别是与酒精接触的部位如口腔、咽喉及头颈部等更容易患癌症。不论黄酒、白酒或啤酒，只要含有酒精，过量饮用都会增加癌症的发病机会。

若大量饮酒再加吸烟或有不良饮食习惯，就会大大增加患癌的概率。如一个人只是中等饮酒量，但不吸烟，其患口腔癌、咽喉癌、食管癌的概率为不饮酒者的2~3倍。酗酒的同时又吸烟者上述癌症发生率可为普通人的15倍，说明了吸烟与饮酒有叠加的致癌作用。若酗酒加上多食高脂肪、高蛋白及少食纤维素食物，则患大肠癌的机会将大大增加。

点评

致癌物的致癌能力与剂量密切相关。剂量决定毒性，而剂量又包括暴露量和暴露时间。更要认识到，癌症的发生机制非常复杂，是遗传基因、心理、职业、环境、饮食等内外因素长期作用的结果，某个单独偶然的因素不会必然导致癌症的发生。

偶然、少量的天然致癌物不易致癌。

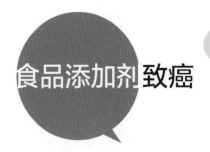

食品添加剂致癌

食品添加剂是一类人们有意识地加入到食物中，以改善其感官性状，如色、香、味和其他性状，有利于加工与贮存的物质。

食品添加剂种类很多，有防腐剂、抗氧化剂、发色剂、漂白剂、酸味剂、凝固剂、膨松剂、增稠剂、消泡剂、甜味剂、着色剂、乳化剂、品质改良剂、香料、营养强化剂、酶制剂、鲜味剂与保鲜剂等。

下面介绍一些常见的与致癌有关的食品添加剂，以及如何避免它们的有害作用。

1. 亚硝胺类

亚硝酸盐是最常用的一种食品添加剂，它能抑制肉毒杆菌的生长，同时保持食品色泽鲜"嫩"。它主要用于熟肉食品，如火腿、烤肉、香肠、午餐肉、腊肠、咸牛肉罐头、熏鱼、鱼罐头等，有时在腌制鱼、肉时，也使用硝酸盐作为发色剂和防腐剂。

在细菌硝酸还原酶的作用下，硝酸盐被还原成亚硝酸盐。亚硝酸盐本身并不致癌，但它与蛋白质代谢后产生的丰富胺类物质结合，形成的亚硝胺则具有很强的致癌性。

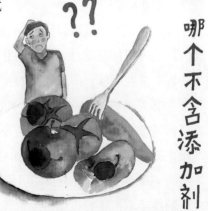

动物致癌实验发现，亚硝胺能引起大鼠肝癌，亚硝胺衍生物可以诱发大鼠食管癌。现已证明，亚硝胺能引起鱼、青蛙、鼠类、鸡、兔、狗、猪及猴等动物不同器官组织发生癌肿，并发现亚硝胺能通过胎盘和乳汁使子代发生肿瘤的例子，这极有可能是婴儿发生肿瘤的原因。

统计发现，某些癌肿的高发区往往是亚硝胺高摄入区，比如某地的居民有喜食酸菜的习惯，酸菜是一种通过发酵制作的腌菜，科研人员发现其中亚硝胺含量很高。

硝酸盐、亚硝酸盐、胺类物质是合成亚硝胺的原料，这些物质单独存在是安全的，但混合在一起就形成亚硝胺。亚硝胺在天然食物中含量甚微，但它的前体物质在自然界中分布相当广泛。鱼、肉中都含有胺类物质，蛋白质代谢过程中也会产生胺类。

硝酸盐可随饮水、进食腌制鱼肉和蔬菜进入人体。硝酸盐除作添加剂使用外，还天然存在于水和某些蔬菜，如菠菜、卷心菜中。大白菜中硝酸盐含量波动很大，并受栽培方式的影响，过多地使用硝酸铵肥料，尤其在土壤缺钼的地区，都会增加作物和蔬菜中硝酸盐含量。

如前所述，蔬菜中的硝酸盐本身并无害，只是在口腔和胃肠道内被还原成亚硝酸盐，继而与胺类结合转变成亚硝胺，才产生致癌性。硝酸盐和亚硝酸盐单独存在都不致癌，转变成为亚硝胺才是致癌物质。

香烟的烟雾中含有大量亚硝胺，很容易溶解于唾液而进入体内。啤酒中含有少量亚硝胺，是大麦在加热干燥过程中产生的，其中一部分来自啤酒花。

人体内合成亚硝胺的主要场所是口腔和胃。口腔内有许多细菌，唾液中含有一定浓度的硝酸盐，很容易被还原成亚硝酸盐，与吃进食物中的胺

哪个不含添加剂

类结合成亚硝胺。

胃中亚硝胺的形成与胃内酸碱度有关，中性或碱性环境有利于亚硝胺的形成。慢性萎缩性胃炎患者很容易患胃癌，可能是这种患者胃酸分泌少，胃内酸度不够，形成较多的亚硝胺的缘故。

含有亚硝胺或其前体物质的食品很多，尽管蔬菜中含有硝酸盐成分，有可能转变成亚硝胺，但它们并不会构成危险，因为蔬菜中同时含有大量的维生素C，实验证明维生素C具有抑制亚硝胺合成的作用，当维生素C的浓度为亚硝酸盐的2倍时，即可完全阻断亚硝胺的合成。对这些含硝酸盐成分的蔬菜不但不必畏惧，还推荐食用。

了解亚硝胺，建议这样做：

（1）少吃含亚硝胺或其前体物质丰富的腌制食品，如腌肉、腌菜，尤其是孕妇和儿童，更不宜食用这些食品。

（2）少吃腌制、熏制的鱼、肉。食用前应在阳光下曝晒半小时，让阳光中的紫外线把亚硝胺分解掉，或再经浸泡、冲洗减少亚硝胺含量。

（3）勤刷牙，保持口腔卫生，减少口腔中因细菌活动可能产生的亚硝胺。

（4）维生素C具有阻止亚硝胺合成的作用，同时它又是一种抗氧化剂，无毒副作用，可根据情况适量补充。多吃蔬菜、水果是补充维生素C的主要途径。

2. 色素

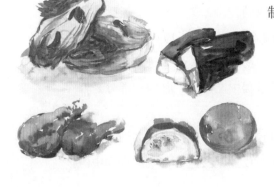

色素不仅被广泛应用于饮食行业，还被应用于化妆品和制药工业。常使用色素的食品、饮料有各种糕点、糖果、肉制品、烤制食品、清凉饮料、冰淇凌、冰糕、果冻、果汁及快餐食品。

不少食品色素有毒，许多还具有致癌性，常见的致癌部位有肝脏、乳腺等。

色素有人工合成的，也有天然的。人工合成的色素大多来自煤焦油，这些煤焦油系列着色剂最有可能致癌，不少国家已禁止使用。天然色素也并非绝对安全，超过一定的量也会出问题，这类色素使用时间尚短，还不能妄加评判，但对其保持警惕并无坏处。

靠有限的动物实验和一定时间的人群观察，得出色素安全的结论是不够的。有些色素开始被认为是安全的，使用一二十年后才显示它们的危害，奶油黄色素就是典型的例子，它一直被看作是无害色素，但后来发现它能引起人类的肝癌才被禁止使用。所以，目前认为安全的色素，将来就很难说还会安全，比较明智的做法是尽可能少接触它们，不买不吃颜色过于鲜艳的食品、饮料和酒。

现在有一种可怕的趋势，就是使用食品原色的色素越来越普遍，给食用者造成一定困难，对策是少吃制成食品，少喝饮料。

私营或个体饮食厂的产品有可能滥用色素。一方面在于相关部门控制某些色素的生产和使用，尤其是国家明文禁止的那些，另一方面咱老百姓只能多个心眼儿，从食品包装的食品成分上，注意所标明使用色素的种类、名称和含量。

3. 甜味剂

食糖价格上扬，为了降低成本，食品生产商便瞄上了人工甜味剂。目前使用的甜味剂种类很多，有环乙基磺酸盐、邻黄酰苯酰亚胺、糖精、天冬糖精、甜菊精、甘素、山梨醇、甘露醇等几十种，其中使用最早和最广的是糖精。

糖精是一种矿物质，甜度相当于蔗糖的500～700倍，无任何营养价值，食入后很快随尿排出，所以，糖精的作用无非是简单地刺激一下人的味蕾，产生甜的感觉。

越来越多的证据表明，糖精能导致癌症。糖精能引发实验动物的膀胱癌，对癌变具有促进作用。加拿大进行的一项多代大鼠喂养实验发现，摄入大量的糖精钠可以导致雄性大鼠膀胱癌。有人用含有5%和7.5%的糖精饲料喂大鼠，在第2代大鼠中出现了膀胱癌，这一结论后来被加拿大的实验所证实。值得注意的是，有人发现糖精可能引起人的尿道癌和膀胱癌。

由于食用糖精对人体健康有害无益，所以西方一些国家对糖精严格控制使用，其限制使用标准一般为不超过食糖消费总量的5%，且主要用于牙膏等工业用途。美国等发达国家的法律规定，在食物中使用糖精时，必须在标签上注明"使用本产品可能对健康有害，本产品含有可以导致实验动物癌症的糖精"的警示。

与发达国家相比，我国糖精使用量超出正常使用量的14倍。有相关数据显示，全国糖业市场上糖精的份额历年来居高不下，严重挤占了蔗糖的份额。

也有人通过人群调查和实验，宣称糖精对人无害，无致癌性。不过，它既然能使动物致癌，说它对人类绝对安全则缺乏说服力。已经有不少国家禁止使用糖精。世卫组织还规定了糖精的使用限量，为每千克体重每天0.5毫克。

总之，说某种物质安全与否，是局限于人的认识程度的，之前认为安全的食品随着认识的深入也会变得不安全了，流行的也就被禁止了。如20世纪50年代曾风靡美国的甜精，后来发现其代谢产物能引起大鼠睾丸萎缩，并能促进动物肿瘤的发生，所以到20世纪70年代就被禁用了。

鉴于对糖精的以上认知，大众也没有必要过分担忧糖精食品，只要不大量和长期使用就行了。

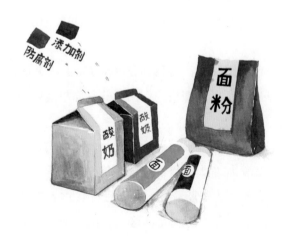

4．其他添加剂

已被人类使用的添加剂有3000余种，并且还不断有新的添加剂被发明创造，挤进这本来就过剩的行列。人类还来不及对每一种添加剂的危害进行详细检测时，它们可能已风行于市，以至于发现它们是有毒物时，悲剧已不可避免。

重申并非所有添加剂都有害，不少添加剂是安全的，如胡萝卜素，可用作黄色素，在体内代谢后转变成维生素A，后者具有抗癌作用。这类添加剂的开发利用已成为一种趋势。

尽管我们对某些添加剂的安全性存疑，但尚缺乏确凿证据，而它们在增加食品色、香、味及防腐杀菌方面具有重要作用，所以仍保留使用。对个人而言，应增强自我保护意识，对含有添加剂的食品，一不必恐惧，二不要长期食用。

点评

添加剂对改善食品质量无疑有着很大的作用。不幸的是，有些食品生产商为了追逐商业利益最大化，随心所欲地往食品中添加各种物质，而这些物质又多属于未经国家有关部门批准使用的非食用添加剂。即便是无害的物质，不控制其加入量，也可产生不良后果。近数十年来，滥用食品添加剂触目惊心，已经成为公害，危及食品安全，因为滥用食品添加剂会大大增加其致癌作用。

食物污染致癌

1. 真菌污染

黄曲霉毒素是黄曲霉菌产生的强致癌物。含碳水化合物的食物常常在高温、高湿条件下，产生黄曲霉毒素，因此，坚果、粮食、种子在贮存时应保持干燥。

已证实黄曲霉毒素能使大鼠和动物园里的熊产生肝、肾瘤以及少数的结肠癌。建议不要吃没有完全干燥并有发霉迹象的坚果等，也不要吃发霉的面包。从发霉的面包中分离出很多种真菌，发现有3种能使大鼠产生癌瘤。在所有自然产生的、污染人类食物的致癌物中，黄曲霉毒素是对人类毒性最强的致癌物。

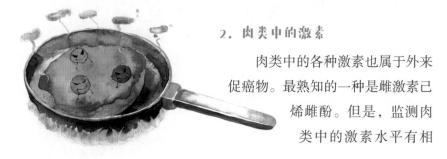

2. 肉类中的激素

肉类中的各种激素也属于外来促癌物。最熟知的一种是雌激素己烯雌酚。但是，监测肉类中的激素水平有相当的难度。少数男性的乳房女性化、女孩子性早熟，都是由于吃了大量的肉而引起体内己烯雌酚水平增高所致。

外来促癌物质的作用，取决于个体或家庭的饮食习惯，有肉食习惯人群的致癌风险较大。

3. 烹调过程中形成的致癌物

虽然不是污染所致，但也与加工过程有关。"民以食为天"，家家都要烹调，但并非人人都明白烹调不当所带来的危害。

科学家曾报道，烤牛肉、鱼等食物的熏黑、烤焦的部分，含有强烈的致癌诱变物质，这种诱变物质又称热解物，是食物在无水的情况下，直接与热媒体（如锅底、烤盘）接触，逐渐褐变、焦化、分解产生的，其致癌变活性甚至超过强致癌物苯并芘1万倍。

有人发现使用钢盘煎牛肉饼，200℃时即迅速形成诱变物质，温度升高，诱变物含量成倍增加，有人甚至在200℃以下煎制的汉堡包中发现了诱变物质。所以，烧焦的食物不能吃。

4.农药

市售的水果及蔬菜经常有农药残留，它们也会进入由这些农产品加工的食品中。这些农药残留有很多可溶于脂肪，食用前用柠檬酸或其他较弱的酸冲洗，可将有些农药残留除掉。因为很多农药留在水果和蔬菜表皮之下，所以去皮时要削得深些，以免吃进农药。不过，这样又会将水果和蔬菜中的营养素去掉很大一部分，因为这些营养素大部分在果皮中。

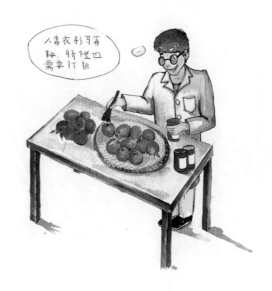

科学家认为，某些农药对人类有致癌性。

　　有机氯农药常聚集在含脂肪的食物（肉、禽、乳制品）中，而有机磷农药一般在谷类中更常见。从动物实验来看，已知有机氯农药能引起小鼠肝细胞瘤，有机磷农药在动物模型研究中也表明其有致癌性，例如马拉硫磷在某种试验性大鼠中引起了肾上腺瘤，在某种试验性豚鼠中引起了染色体的变化。

　　多氯联苯（多氯联）是近50多年来工业污染的产物，在环境中广泛存在，常集中在鱼、牛奶、干酪和蛋等食品中。正常环境中的多氯联苯水平一般比足以致癌的水平要低得多。用小鼠和大鼠进行动物实验发现，各种多氯联苯确实会引起动物的癌症。人类吃了含大量的多氯联苯的食品能够导致恶性间皮瘤等肿瘤。

　　多环碳氢化合物有100多种，发现有20种能引起实验动物诱发癌症，其中只有5种是经口服引起癌症的。这些物质来自被污染的土壤、空气、水及植物。在新鲜的鱼、肉及鱼、肉制品和蔬菜、菜油、水果、海味中，都发现有多环碳氢化合物，尤其是甲壳类动物中含此类物质特别多。

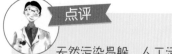

点评

天然污染易躲，人工污染难防。

这八大致癌食物，尽量不吃

有八大高致癌的食物，都是中外科学经过长期调查、研究所得出的科学结论，致癌的证据确定无疑。这八大致癌食物必须严防死守，要做到"尽量不吃"！如果"明知会致癌，偏要大量吃"，那么癌症自然会不请自来，发病率一直升高也就不足为奇了。

根据全国肿瘤登记中心的调查数据，中国医学科学院肿瘤医院公布了致癌食物黑名单。如果世卫组织公布的116种致癌物质有点难以掌控，那么下面这个八大致癌食物黑名单就简明易懂多了。以下就列出尽量不吃的八大致癌食物：

（1）腌制食品：咸鱼产生的二甲基亚硝酸盐，在体内可以转化为致癌物质二甲基亚硝胺，咸蛋、咸菜等同样含有致癌物质。

（2）烧烤食物：烤牛肉、烤鸭、烤羊肉、烤鹅、烤乳猪、烤羊肉串等，因含有强致癌物尽量不要食用。

（3）熏制食品：如熏肉、熏肝、熏鱼、熏蛋、熏豆腐干等含苯并芘致癌物，常食易患食管癌和胃癌。

（4）油炸食品：煎炸过焦后，产生致癌物质多环芳烃。咖啡烧焦后，苯并芘会增加20倍。煎饼、臭豆腐、煎炸芋角、油条等，因多数是使用重复多次的油来煎炸，高温下会产生致癌物。

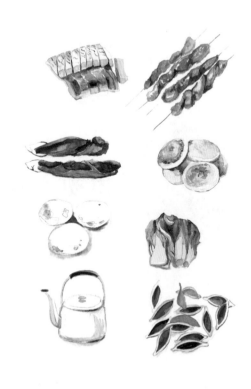

（5）霉变物质：米、麦、豆、玉米、花生等食品易受潮霉变，被霉菌污染后会产生致癌的黄曲霉毒素。

（6）隔夜熟白菜和酸菜：会产生亚硝酸盐，在体内会转化为致癌物质亚硝铵。

（7）槟榔：嚼食槟榔是引起口腔癌的一个因素。

（8）反复烧开的水：反复烧开的水含亚硝酸盐，进入人体后生成致癌的亚硝铵。

点评

也许有人会说，以上这八大食物都是日常饮食中我们常吃的食物。殊不知正因为是我们常吃的食物，危害才更大。有些我们可以不吃，有些虽然不能不吃，也应该少吃为妙。

饮食防癌，难者难，易者易。只要稍稍管好自己的嘴巴，不吃或少吃以上八大致癌食物，可以大大减少患癌症的风险，何乐而不为呢？

吃肉越多越可能患癌

一半以上的癌症是吃出来的。肉食也应尽量少吃，据专家研究，吃肉越多，越可能得癌。科学家最新研究还发现，肉食的消耗量与肠癌的发病率呈直线关系，有研究曲线图提示癌症的增长率跟肉食的增长率曲线极其相似地伴行。

世卫组织发布"红肉、加工肉致癌"的结论是基于"有证据"证明食用红肉会引起癌症，并有"强有力的"证据支持其能致癌，并观察到食用红肉与结肠直肠癌、胰腺癌和前列腺癌存在关联。

中医远在几千年前就认为过多的肉食对身体有害。肉食在中医属于肥甘厚腻，凡饮食不节，过食肥甘，酿

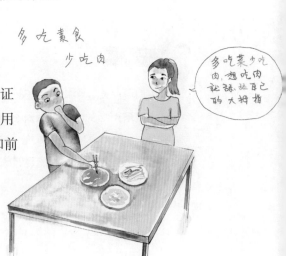

成湿热，内蕴脾胃，阻塞脾胃气机，脾胃气机不畅，脾胃运化受阻，水湿停留，储而生痰，痰气相搏，结而为瘤。中医证候名为"脾胃湿热"，脾胃属中焦，故又称为"中焦湿热"。这是中医理论对红肉、加工肉致癌的最全面的诠释。

由协和医院等单位的著名医师组成的医疗委员会调查显示，肉食与癌症呈正相关。为什么城市里的癌症患者越来越多？跟饮食有关，吃肉多了，不吃粗粮，膳食中纤维素少了……

平时吃牛肉过多易患肠癌，而且肠癌的发病率与牛肉的消耗量成正比，肠癌发病率最高的地方，也就是牛肉消耗量最大的地区，该结论已在英国、新西兰、澳大利亚以及其他西方国家得到证实。

在英国，苏格兰人喜欢吃牛肉，苏格兰人的牛肉消耗量比英格兰人高出19%，肠癌发病率也较英格兰人高。美国东南部居民吃牛肉少，肠癌死亡率也低于美国吃牛肉多的其他地区。

什么，吃牛肉也致癌？是的！

牛排、西餐还要不要吃了？可以吃，但要会吃、科学地吃。

如何吃牛肉既科学又安全呢？首先，要保持牛肉新鲜，牛肉放置的时间越长，致癌物丙醛含量就越高。对于冷冻牛肉，可放在自来水中解冻，切忌加热解冻或将牛肉反复冷冻、解冻，这样会使牛肉中丙醛含量增加。

点评

牛肉可以吃，牛排可以吃，西餐也可以吃，但请不要吃得太多，不要吃出癌症来！吃多少？以每天不超过一两为宜。当然，病死牛的肉，还有疯牛肉，是绝对不能吃的。

科学地控制吃肉，才能更健康地吃肉，命长、健康，才能吃肉更多。

加工肉制品的高致癌风险

　　国际癌症研究机构近日发布了"加工肉制品致癌"的报告，系由来自10个国家的22名专家，分析了20多年800多份有关肉类饮食与癌症之间关联的文章，包括研究报告、科学文献、期刊等，其时间跨度和涵盖范围足以得出报告中的结论。报告分析的800多份研究中有一些来自中国的研究。

　　加工肉类为什么会致癌？依据何在？

　　对于食用红肉致癌的风险，英国癌症研究会发表的文章指出，红肉所含的血红素会在人的肠道内被分解，形成一系列N–亚硝基化合物，它们会损坏肠道的一些细胞，其他肠道细胞就需要进行更多的复制来修补损伤，这些额外的复制会增加细胞DNA出错的概率，这是通往癌症道路上的第一步。

　　对于加工肉制品的致癌风险，英国饮食学教授桑德斯解释说，部分加工肉制品经过了亚硝酸盐处理，以防止肉毒杆菌滋生，这种肉类或许含有亚硝胺，亚硝胺能与DNA发生作用，最终导致肿瘤形成。亚硝胺还会引发一种特定的基因突变模式，这种现象在很多大肠癌病例中能观察到。

吃加工肉致癌的风险到底有多大？

致癌物实际上是时间与量的积累概念。世卫组织的报告称，每天食用50克的加工肉制品，患结肠癌的风险会增加18%。其实很好理解：如果不吃加工肉的人得肠癌的风险是1%，那么吃加工肉的人得肠癌风险是1.18%，吃加工肉量增加，得肠癌的风险也增加。

世卫组织国际癌症研究机构通讯组负责人尼可拉斯·古丁博士坦言，人们没有必要恐慌，世卫组织的报告别无他意，只是想提醒人们某些食物具有致癌性，需要注意控制加工肉类摄入量。

点评

吃加工肉制品和红肉，并不意味着人就会死得更快。只能说，每天摄入加工肉制品和红肉的数量越多，其患癌的风险也会随着增加。

我们说吸烟会增加患癌风险，然而这世界上也有很多吸烟者活得更久的例子，也有癌症患者比健康人活得更久的例子。这都是抽样误差，吸烟者没有得肺癌和不吸烟者也会得肺癌，就如同横穿马路走在机动车道没有被车撞，而走在人行道上却被车撞了一样，无须辩论只是概率问题。聪明的你自然会选择走在人行道上。

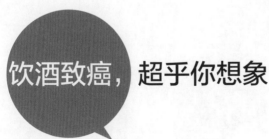

饮酒致癌，超乎你想象

近年的研究发现，酒精引起的癌症并不局限于肝癌，也可能会导致消化道癌、呼吸道癌、皮肤癌等。世卫组织已正式界定酒精为"致癌物质"，与烟草齐名。

2014年世界癌症报告统计，3.5%的癌症是由酒精造成的，同时每30个癌症死亡患者中就有一个是酒精造成，而且酒精引起癌症的风险近年来正在增加。

2015年8月，一项前瞻性队列研究统计了88084名女性和47881名男性长达30年的随访数据，发现酒精和癌症的发生具有无可辩驳的线性关系。另一项相似的研究中，研究人员发现酒精和一些癌症（结直肠癌、女性乳腺癌、口腔癌、咽癌、喉癌、肝癌、食管癌）发生的相关风险因子为1.13（女）和1.26（男）。

另一些研究人员用队列研究的方式验证了和饮酒有关的癌症的种类，发现大量饮酒的受试者（每天超过3次）相比于不饮酒的人，更容易罹患以下五种癌症：上消化道/呼吸道癌症、肺癌、女性乳腺癌、结直肠肿瘤、黑色素瘤，而轻中度饮酒的受试者更

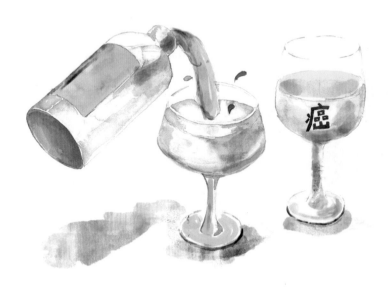

容易患以上除肺癌外的其余四种肿瘤。

另一项研究统计了572次实验的486 538例癌症病例，结果显示，相对于不饮酒的人和轻中度饮酒的人，大量饮酒的人患口腔癌、鼻咽癌的相关风险为5.13，患食管鳞状细胞癌的相关风险为4.95，患结直肠癌的相关风险为1.44，患喉癌的相关风险为2.65，患乳腺癌的相关风险为1.61，患胃癌的相关风险为1.21，患肝癌的相关风险为2.07，患膀胱癌的相关风险为2.64，患胰腺癌的相关风险为1.19，患肺癌的相关风险为1.15。

啤酒素有"液体面包"美称，已成为现代家庭的常备饮料之一。但是，国外大量研究资料表明，人们长期大量饮用啤酒，也容易罹患多种癌症。

医学专家詹森对14 313名酒厂工人做了平均20年的追踪观察，这些工人每天自由饮用6瓶啤酒。把这些工人的癌症发生率与一般人比较，咽部癌为一般人的2.1倍，喉头癌为2倍，食管癌为2.3倍，肝癌为1.5倍，肺癌为1.2倍，两者对比有明显的差异。

日本研究人员也发现，结肠癌与酒精之间的关系极大。他们进行了17

年的研究，发现经常饮啤酒的人比不饮啤酒的人患结肠癌的可能性高 4 倍，而每天都饮啤酒的人比不饮啤酒的人患结肠癌的可能性高12倍。

多饮啤酒为何会患癌呢？

美国俄亥俄州州立大学的佩奇博士认为，多饮酒可致癌细胞扩散，暴饮者的肝癌、肺癌、消化系统癌症的发病率比正常人癌症发病率高 2 倍多。研究者分析认为，大量的酒精进入人体内，可杀死体内自然灭癌的细胞，使其丧失灭癌机能，导致癌细胞向全身扩散。动物试验证实，体内注入相当量酒精的试验鼠，由于自然灭癌的细胞的机能丧失，其肺部癌细胞数量明显增加。

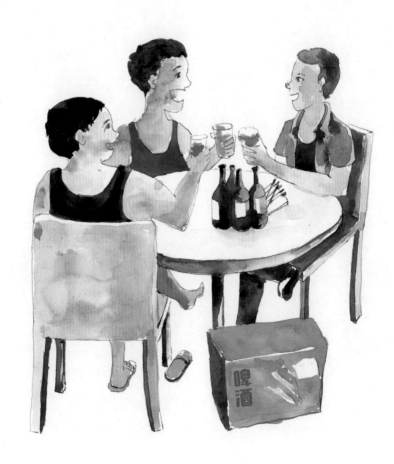

而日本研究人员则认为，可能因为啤酒使人的肠道功能不正常而患结肠癌，或是常饮啤酒的人一般爱吃特别咸或是高脂肪、高蛋白及低纤维的食物，进而会诱发结肠癌。

点评

喝酒已有数千年历史，很多社交场合都少不了酒，中国更是酒文化盛行："官是喝出来的""没酒没生意"，烟酒不分家。大家对吸烟致癌比较介意，而对饮酒致癌一般没有太上心，大多数人仍然不清楚或不相信酒精与癌症之间的关系。

对喝酒要有态度：健康人要控酒，肝脏有问题者要戒酒，肿瘤患者要滴酒不沾。

酒精是如何致癌的

　　世卫组织强调，酒精摄入是导致多种癌症的一项风险因素，包括口腔癌、咽癌、喉癌、食管癌、肝癌、结肠直肠癌和乳腺癌，罹患癌症的风险随着酒精摄入量的增加而增加。如果人们在大量饮酒的同时还大量吸烟，罹患多种癌症的风险会大幅提高。

　　那么，酒精是如何致癌的？

　　（1）酒精是致癌物质：世卫组织早就把酒精和它的初级代谢产物甲醛一起归类为一类致癌物，在人体和动物中都有最高等级的致癌证据。

　　（2）酒精是促癌剂：酒精是运送致癌物质的"工具"和"帮凶"，可以明显增强致癌物质的致癌作用。酒精是一种很好的溶剂，可使致癌物质溶于其中，因而致癌物可随酒精进入血液，随血液循环"周游"全身，并容易和人的器官组织接触而发生致癌作用。

　　（3）酒精直接伤肝：早前的研究已经证明了酒精与肝癌的关系，酒精直接破坏肝细胞，引起脂肪肝、肝炎和肝硬化，大大增加患肝癌风险。乙型肝炎病毒或丙型肝炎病毒携带者的肝脏较易受损，酒精会进一步增加患癌的风险。

（4）酒精活化致癌物质：酒精进入人体组织器官之后，可激活某些没有活性的致癌原物，使其成为有致癌活性的物质，有了致癌能力。例如，酒精令小肠黏膜和肝脏的微粒体产生苯并芘羟化酶。

（5）酒精影响免疫和激素：酒精可令T细胞和B细胞受到损害，白细胞减少，所以人的免疫功能降低，对癌的抵抗力下降。酒精还可以影响激素的效果，比如提升雌二醇水平，这也是女性乳腺癌的发生原因之一。

（6）酒精导致营养不良：酗酒者经常在大量饮酒后不想吃饭，摄入的总能量虽然并不少，但却缺乏人体必需的蛋白质和维生素、矿物质，导致一些癌症的发生。

（7）酒精直接损伤黏膜：烈性白酒对食管黏膜有损伤作用，长期大量饮用烈性酒，易造成食管黏膜的反复损伤和修复，进而导致黏膜上皮过度增生，最终有可能导致食管癌。

一般认为，假如每天饮酒量折合成酒精超过100毫升，连续5年以上就可能会导致肝损伤。不管什么样的酒中都含酒精，即使是啤酒，大部分酒精含量在4%～6%，葡萄酒、黄酒酒精含量约15%，中度白酒酒精含量为30%～50%，烈性白酒酒精含量超过50%。

与酒精相关的特定癌症类型在男性和女性群体中有所不同，主要原因是平均摄入水平的差异。例如，男性因酒精引起的口腔癌和口咽癌约为22%，而女性因酒精引起的该类疾病约为9%，这种性别差异也体现在食管癌和肝癌方面。

点评

吸烟致癌的观念已经深入人心，但酒精致癌的理论还是近年来才推出的，因此，能够承认并接受的人不是太多。

常言道"烟酒不分家"，实际上，烟、酒致癌是一家。烟、酒同时使用，其致癌性是1+1＞2。

被"污名"的方便面，吃还是不吃

　　近来方便面屡起风波，先有方便面厂家大打商战，相互攻击：非油炸阵营坚称油炸方便面存在安全风险，声称"油炸方便面致癌"，对油炸方便面连番攻击。然后有对方专家出场，给出"油炸方便面不致癌"的科学解释。而真正让方便面出名的是"马尔代夫旅游方便面事件"和"方便面致癌门"。

　　近日参考消息网报道，根据多家中国旅行社消息，喜欢吃方便面的人在预订马尔代夫度假村时要三思，一些高级度假村已停止向中国游客供应热水，以免他们只吃方便面，不去餐厅消费。这则新闻传播很广，马尔代夫方面也出面否认了此事。国人嗜吃方便面都造成国际影响了，快赶上韩国人嗜吃泡菜的名气了。这就是"马尔代夫旅游方便面事件"。

　　对"方便面是否致癌"的疑虑，从方便面面世就已经存在并多有争议。所谓的"方便面致癌门"是日前多家媒体报道的"吃方便面吃出胃癌"。据报道一位年仅24岁的女大学生，在考试前的一个月内连续吃方便面，由于长期不良的饮食习惯和不规律的作息方式，加之平日对胃部疼痛的轻视，当女大学生终于来到医院检查时，就被医生确诊为胃癌晚期。

与此事极其相似的是笔者的一位大学同班同学，闭门复习考研究生期间，也是连续吃了好几个月的方便面，方便面包装箱都堆到房间平齐屋顶了。结果在考上研究生后的第一年，发现患了肝癌，研究生没毕业就去世了，真是"壮志未酬身先死，长使故人泪满襟"。同是医生、专家的一班同学认定："都是方便面惹的祸！"

方便面中有多种食品添加剂，分别起到着色、漂白、调味、防止氧化、延长保质期等多种功能，这些添加剂按规定都是可以使用的。方便面含盐量也明显偏高，如香料、味精和色素等。方便面都用油炸过，油炸后可延长保存期，放置的时间一长，方便面中的油脂就会被空气氧化分解，生成有毒的醛类过氧化物。

方便面从制成到消费者手中，其中添加的抗氧化剂和别的化学物质已经在慢慢地变质，对人体有害无益。由此可见，方便面属于垃圾食品无疑，久吃方便面会带来危害。

近来召开的中国方便食品高峰论坛，相关行业专家对方便面销量持续下滑忧心忡忡，直指方便面长期被"污名"是影响中国方便面产业健康发展的主要因素，呼吁大家不要再把方便面称作"垃圾食品"，因为方便面已成为全球第二大主食，而国际上很多国家的方便面销量上升。

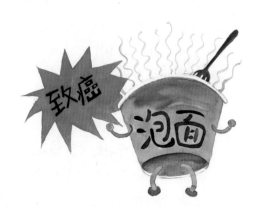

事实上，方便面销量下降说明人们更在意吃绿色食品、健康食品，岂是一个"污名"了得？再说了，人们选择什么样的食物自有自己考虑，不能用"与国际接轨"挽救方便面企业。

所以，说吃方便面能致癌也许会"摊上大事儿"。要说长期吃方便面对人体健康有不良的影响，却是可以肯定的。而且，方便面类食物已经被世卫组织列入"十大垃圾食品"和"116种致癌因素之一"，据此也是应该尽量不吃为妙。

点评

因为携带和食用方便，所以称做"方便面"。又因为吃时要用开水泡开，所以又叫做"泡面"。因为方便面具有方便、省时、经济的特点，似乎已经成为广大消费者，特别是中国消费者理想的快餐食品，可以说是一些人出门居家的必备食物，笔者真心不是要"污名"方便面，也并非打击方便面企业，实话实说本人每吃一次方便面，就要胃痛一次，从此与方便面"绝缘"多年。至少可以认为：方便面并非人人可吃，更不可以长期吃。

这些常见的垃圾食品，不吃为妙

　　垃圾食物指的是提供一些热量，别无其他营养素的食物，或是提供超过人体需求，变成多余成分的食品，诸如汉堡、薯条、炸鸡、比萨、可乐等洋快餐。这些洋快餐制作主要以油炸为主，总体上讲，多是高热量、高脂肪和低膳食纤维。营养学家认为，这些食品并不是美味佳肴，而是垃圾食品。

　　世卫组织（**WHO**）公布了全球"十大垃圾食物"，它们是导致我们肥胖的罪魁祸首，也是造成健康问题的重大因素，为了健康，请大家远离这些垃圾食品：

1. 油炸类食品

　　代表：油条、油饼、薯片、薯条等。

　　主要特点：高温制作，用油如反复使用易致癌。

　　油炸食品色、香、味俱佳，深受人们喜爱。但油炸食品热量

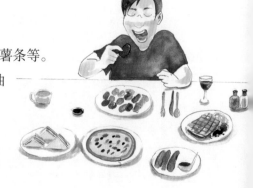

高，含有较高的油脂和氧化物质，经常进食易导致肥胖，且是导致高脂血症和冠心病的最危险食品，如果经常过量食用，就很有可能引发肥胖和高脂血症，而肥胖还可能进一步导致糖尿病、痛风、癌症等疾病。

另外，在油炸过程中，往往会破坏食物中的维生素，使蛋白质变性，产生致癌物质。吃油炸煎烤类食物多了，脸上长痘痘、红鼻子，身上出红疹、风团，这些只是近期反应，长期积累的危害更大。已经有研究表明，常吃油炸食物的人部分癌症的发病率远远高于不吃或极少进食油炸食物的人群。

可替代的食品：凡是新鲜的，经过健康烹调方式制作的蔬菜、水果、肉类、主食等。

2. 腌制类食品

代表：酸菜、咸菜、咸蛋、咸肉等。

主要特点：含有大量的盐，且在腌制过程中产生亚硝酸盐。

腌制食品是指禽畜鱼肉经过熏烤腌制以及豆制品、蔬菜、瓜果经过腌制发酵而制成的食品。腌制食品的种类较多，如咸菜、咸鱼、咸蛋、咸肉等。蔬菜腌制后，维生素C的成分几乎"全军覆没"，在制作过程中产生大量的致癌物质亚硝铵，从而导致鼻咽癌等恶性肿瘤的发病风险增高。

可替代的健康食品：肉、菜均拒绝腌、熏、烤，吃新鲜食品，比如肉食类：鹅肉、鸭肉化学结构接近橄榄油，有益于心脏。新鲜蔬菜类：芦笋、卷心菜、花椰菜、芹菜、茄子、甜菜、胡萝卜、荸荠、苤蓝菜、金针菇、大白菜等。

3. 加工肉类食品

代表：熏肉、腊肉、肉干、鱼干、香肠等。

主要特点：含有大量的盐，以及防腐剂、增色剂等添加剂。

加工肉类食品，如肉干、肉松、香肠等，其营养成分已流失许多，远没有新鲜食品营养价值高。加工肉类食品含有大量的亚硝酸盐，可能导致癌症。由于添加防腐剂、增色剂和保鲜剂等多种添加剂，有很高致癌性。

世卫组织近日已经将加工肉类食品归类为1级
致癌物。

可替代的健康食品：以白肉（两
腿和无腿动物肉）代替，要吃也要
吃新鲜肉食。

4. 饼干类食品

代表：各种干性、脆性饼干，特别是保质期特别长
久的饼干。

主要特点：含食用香精和色素过多，热量过多，营养成分低，盐分过
高，含防腐剂。

饼干含有大量糖分，而摄入糖分过高，会引发维生素摄入不足，造成
人体免疫功能下降。饼干中含有大量的高浓度丙烯酰胺，可以破坏人的神
经系统，还可以导致阳痿、瘫痪和各种癌症。

可替代的健康食品：低糖、松软的面包及糕点、面食、广式点心等。

5. 汽水可乐类食品

代表：各种汽水、可乐、苏打水、饮料、果汁饮品等。

主要特点：由香料、色素、二氧化碳等合成，含大量碳酸；含糖量
高，超过每个人每天的正常需要。

碳酸饮料的主要成分为糖、色素、香料及碳等，长期饮用容易引起肥
胖、癌症等疾病，也是引起糖尿病的一大隐患。

碳酸饮料还加入了大量的人工合成甜味剂，也是致癌因素。碳酸饮
料含有磷酸，而磷酸会极大地影响人体对钙质的吸收并引起钙质的异常流
失，它还会使胃扩张，导致与食管癌有关的食物反流。

可替代的健康食品：矿泉水、白开水以及各种新鲜水果，比如木瓜、
草莓、橘子、柑子、猕猴桃、芒果、杏、柿子等，特别是西瓜、哈密瓜等
瓜果类，就是天生白虎汤、天然饮料，既解渴生津，还泻火排毒。

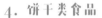

6. 方便类食品

代表：方便面、方便米粉等。

主要特点：盐分过高，含防腐剂、香精，易损伤肝脏，有热量无营养。

方便食品（主要指方便面和膨化食品）省时方便，味道也很鲜美，但方便食品中含有致癌的防腐剂和香精，对肝脏等器官也有潜在的不利影响，有可能造成某些营养素的缺乏而罹患疾病。方便食品还含有较多的油脂，而油脂容易氧化，经常摄入这类食物，会使人加速衰老。

可替代的健康食品：新鲜即做的即食食品，比如鹅肉、鸭肉、鸡肉、新鲜鱼、虾类。新鲜蔬菜类：芦笋、卷心菜、花椰菜、芹菜、茄子、甜菜、胡萝卜、荠菜、苤蓝菜、金针菇、大白菜等。

7. 罐头类食品

代表：各种肉类、鱼类等罐头食品。

主要特点：罐头食品加工过程中维生素几乎完全破坏；含糖、盐过高，热量过多，没有营养。

肉类金属罐头、肉类软罐头都采用121℃的高温高压加热方式进行灭菌，其所含的维生素已经遭到了严重的破坏，本身的蛋白质亦常常出现变性。水果类罐头都添加了大量的糖，这些糖分被摄入人体后，可在短时间内导致血糖大幅度升高，还可能导致肥胖。研究还发现，糖可以改变蛋白质的分子结构，从而会影响免疫系统功能，这些都是致癌因素。

可替代的健康食品：水果类，比如木瓜、草莓、橘子、柑子、猕猴桃、芒果、杏、柿子和西瓜。蔬菜类：芦笋、卷心菜、花椰菜、芹菜、茄子、甜菜、胡萝卜、荠菜、苤蓝菜、金针菇、大白菜等。

8. 蜜饯类食物

代表：各种果脯、话梅、蜜饯等。

主要特点：在加工过程中，水果中所含维生素C被完全破坏；除了热量外，几乎没有其他营养；添加大量香精、防腐剂，含盐量过高。

蜜饯中含有的大量的防腐剂、香精可致癌。蜜饯加工过程中，要对原料进行硫处理，以抑制其氧化变色，增加果实渗糖，并兼具防腐作用。硫处理的过程中会使蜜饯中含有大量亚硝酸盐，具有强烈的致癌作用，主要引起食管癌、胃癌、肝癌和大肠癌等。亚硝酸盐还能透过胎盘进入胎儿体内，对胎儿有致畸作用。

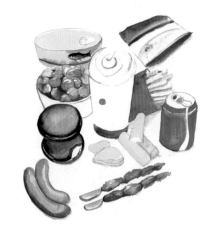

可替代的健康食品：水果类，比如木瓜、草莓、橘子、柑子、猕猴桃、芒果、杏、柿子和西瓜。

9. 冷冻甜品类食品

代表：雪糕、冰淇淋等冷冻甜品。

主要特点：有一定营养，但是含糖量和脂肪量过高，容易引起肥胖。

冷冻甜品类食品食用过多会带来三大问题：因含有较高的奶油，导致体重增加，甚至出现血糖和血脂升高；因含糖量高，很多人在空腹进食奶油制品后出现反酸、胃灼热等症状；可能因为温度低而刺激胃肠道，老人和小孩不应食用过多。

对于冷冻甜品类食品，我们不需要完全排斥，但应该注意控制，这意味着可以适度享用某些甜点，只要不过量，也是不错的享受。

10. 烧烤类食品

代表：羊肉串、烤鱿鱼、铁板烧等烧烤食品。

主要特点：肥肉和动物内脏类含有一定量的优质蛋白质、维生素和矿物质，但同样含有大量的饱和脂肪和胆固醇。

在烤制羊肉串等肉类的过程中，会产生致癌物质苯并芘，它会在体内蓄积，从而诱发胃癌、肠癌。烧烤食品中还含有可引起人体组织细胞突变的致突变源，比强致癌物苯并芘的致癌作用还要大100倍。

烧烤肉类中致癌物亚硝酸盐大多超标。常吃烧烤食品的女性患乳腺癌的概率要比不爱吃烧烤食品的女性高出2倍，尤其是那些少女时期爱吃羊肉串等烧烤食品的女性，她们结婚或到中年后患乳腺癌的概率明显增高。

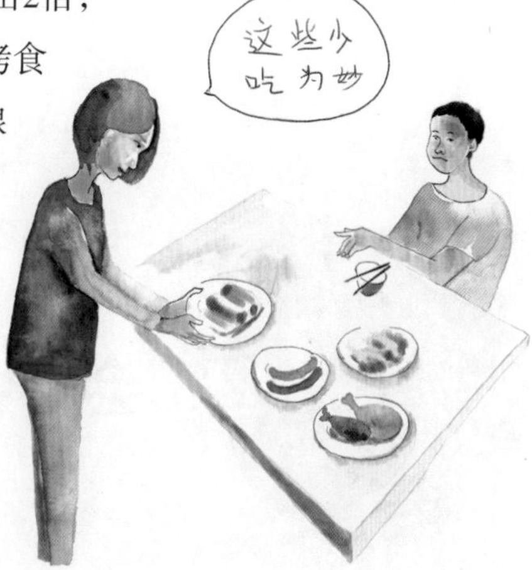

这些少吃为妙

垃圾食品都含有大量致癌物质，摄入量过多，不仅容易致癌，还会使儿童性早熟，损害青少年正在发育的神经系统。小孩爱吃洋快餐无可厚非，但家长要严加控制，绝不能由着孩子的爱好来选择，要让孩子从小养成健康的饮食习惯，从而受益终生。

点评

笔者去年在澳大利亚旅游，吃西餐、西化的中餐、烧烤、袋鼠肉、鳄鱼肉……后半程牙龈肿痛，驱车几小时去超市买中国菜自做中餐。回国后仍然满嘴溃疡，反复折腾了两个多月才消停。

英谚有言："人之佳肴，我之毒药。"小伙伴们，对付垃圾食品，我们的口号是："少吃一口垃圾食品，就少一分痛苦，少一次疾病，多一份健康保证，多享几年快乐人生。"

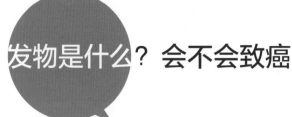

发物是什么？会不会致癌

发物是指某种疾病的患者，在此期间进食某些不宜食用的食物，或健康人吃后会诱发疾病的食物，也指能引起创口发炎的食物。事实上，发物的定义和范围，在中医古籍中和民间流传中都不尽相同，在现代研究中更难以确定。

名医秦伯末在《中医对于患者的膳食问题》中曾说："凡能

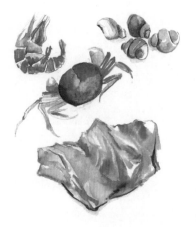

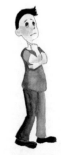

发 物 致 癌

引起口干、目赤、牙龈肿胀、大便秘结的荠菜、韭菜、香菇、金花菜等，都有使人发热的可能，俗称发物。"中医的发物是指摄食某些食物后能引起旧病复发、新病增重的食物。

据文献记载，癌症的发物包括狗肉、公鸡、羊肉、蚕蛹、虾、蟹、螺、蚌、烟、酒等容易动风化火、助湿生痰的食物，一切辛温、煎炸、荤腥、陈腐、发霉之物。

中医按发物性能分为6类：一为发热之物，如薤、姜、花椒、羊肉、狗肉等；二为发风之物，如虾、蟹、椿芽等；三为发湿之物，如饴糖、糯米、醪糟、米酒等；四为发冷积之物，如梨、柿及各种生冷之品；五为发血之物，如辣椒、胡椒等；六为发滞气之品，如土豆、薯类、芡实及各类豆制品。

民间流传的发物范围很广，民间比较公认为属于发物有：公鸡、猪头肉、虾、蟹、螺、蚌、蚕蛹、羊肉、狗肉、黄鳝、竹笋、辣椒、油炸品、烟、酒等，很多时候人们将荤腥特别是海鲜食物都看作发物，也有将酒、蛋、鱼、虾、蟹、海带、鸡、鸭、牛羊肉、猪头肉、猪蹄等都归为发物的。

现代研究发现，发物中如鸡、蛋类、猪头肉等对人体而言为异体蛋白，这种异体蛋白就可构成过敏源而导致人体发病。鱼、虾、蟹本身就含组织胺，而组织胺可使血管通透性增高、微血管扩张、充血、血浆渗出、水肿、腺体分泌亢进及嗜酸性粒细胞增高等，从而导致了机体变态反应，即过敏反应，诱发皮肤病，如出现红斑、丘疹、水疱、发热等。

有的高敏患者，甚至对大米、小麦、玉米等都可产生过敏反应。酒可以通过酒精或挥发刺激物质直接引起皮肤毛细血管扩张、血流加速，使原有的皮肤病病情加重或病情迁延。

虽然吃了这些食物后虽不至于"每吃必发"或"一吃即发"，但多数人容易出现食物变态反应，而且某些患者可能对某类食物较为过敏而易"发"，并以此为诱因导致肌体的进一步虚衰。

并非只是预防肿瘤要忌发物，很多皮肤病如银屑病、荨麻疹、皮肤瘙痒症、湿疹、神经性皮炎、脂溢性皮炎、痤疮等患者，都要忌发物，皮肤病的忌口远比肿瘤忌口严厉，因为很多人每每都因不忌口食发物后发病，或病程迁延，又或病情加重。

很多发物可诱发或加重肿瘤等疾病，但未必什么发物都不能吃。每个人对发物反应不完全相同，对哪种发物反应大、强烈，要自己去摸索和总结，然后有针对性地忌口，不要不加选择地凡发物全不吃。

点评

有些发物的致癌性已经得到科学的证实，有些发物的致癌性尚无定论，而很多发物具有较高的营养，什么发物都忌口也会带来营养缺乏，反而影响健康。

发物中已经有证据证明为致癌因素或加重疾病的，无疑是必须忌口。对于尚未明确的，可以按中医理论"辨证论忌"。如果你形体虚寒，大便溏薄，胃痛喜温，四肢发冷，则西瓜、雪梨、香蕉等凉性食物当忌；如果你近来面目红赤，发热口渴，失眠心烦，痔疮下血，则生姜、胡椒、白酒等热性食物当忌；患有荨麻疹、各种皮炎、湿疹、酒渣鼻、痤疮的人，一切具有刺激性食物都可能成为发物，需当"忌口"。有的哮喘患者，在哮喘发作期间，蛋、牛奶、鱼虾等高蛋白食物会成为加重病情的发物，理当"忌口"。

八大致癌饮食习惯

1. 喜欢吃滚烫的食物

笔者诊治过的很多消化系统癌症患者，如食管癌、胃癌患者，几乎都有一个共同的饮食习惯，就是喜欢吃热烫的食物，不但喜欢吃烫嘴的饭菜，还喜欢喝热茶。

据我国食管癌高发地区的流行病学调查，食管癌患者中有很大比例的人，喜好热饮、硬食、快食或饮酒。研究已经证明，滚烫的食物对食道黏膜有一定的灼伤和腐蚀作用，当黏膜细胞出现增生性病变后，就有可能进一步发生癌变。

2. 吃东西狼吞虎咽

生活快节奏是现代人的标志，进餐狼吞虎咽仿佛成了上班族的通病，工作和生活的压力让上班族处于一个高度紧张的状态中，一日三餐不是生活而是为了"活着"。进食快，食物的咀嚼不细，易损伤消化道黏膜，产生慢性炎症；食物团块的体积大，对食道和贲门等消化道产生较强的机械摩擦刺激，长此以往，也会引起消化道损伤甚至癌变。

3. 吃得过饱

经常吃得过饱，就会肥胖，肥胖的致癌因素已经毋庸置疑。中医在很早以前就认识到吃得过饱会对身体造成危害："饮食自倍，肠胃乃伤。"说明一次吃很多东西，首先损伤的是我们自己的肠胃。中医古书《济生方》更加明

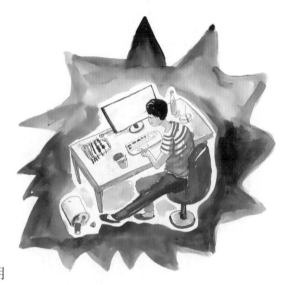

确指出："过餐五味，鱼腥乳酪，强食生冷果菜停蓄胃脘……久则积结为症瘕。"从古人的经验看，饮食过量就会使肠胃功能失调，时间久了，就会患上癌症（症瘕）。

4. 经常在外面吃饭

当今是经济快速发展的时代，生活水平的迅猛提高，也改变了人们居家饮食的良好习惯。许多人由于工作的原因，不得不经常在外应酬，其实，这样的饮食方式对身体健康是非常不利的。酒楼出品的食物，往往是追求色、香、味俱全，使用高温油炸的方法，或者加入大量调味剂，比起家庭烹饪的食物，它们含有更多的致癌物质。

5. 经常饮酒过量

聚会中大量饮酒，也为癌症的发生提供了条件。酒的主要成分乙醇，是一种对人体各种组织细胞都有损害的有毒物质，能损害全身各个系统。假酒含有超量的甲醇，能直接喝瞎眼睛、喝出人命，危害更大。

研究表明，直接喝烈性酒，或一天喝200克以上白酒，大量喝啤酒等，都是容易招致癌症的饮酒方式。中西医都没有解酒药物，喝酒时更要避免空腹饮酒。空腹饮酒时，由于胃中没有食物，酒精经胃黏膜快速吸

收，直接导致血液中酒精浓度急剧升高，对人体的危害较大。

6. 少吃蔬菜和水果

研究表明，长期大量摄入红肉和熟肉制品分别使结肠癌患率增加29%和50%。蔬菜和水果具有很好的抗癌作用。胡萝卜、西红柿、葱、大蒜、白萝卜、橘类水果等具有较强的抗癌作用，尤其是对口腔、食道、胃、结肠、肺等部位的癌症作用更强。所以，建议大家平时多吃蔬菜和水果。关注每一顿的比例：蔬菜要占60%以上，水果天天不能少。

7. 吃饭不规律

吃饭经常不准时也是现代人的通病，不规律的饮食习惯对身体非常不利，会导致肥胖与胃癌。中医认为，按时吃饭有利于脾胃功能的正常运行，才能保证人体气血的补充和协调，避免五脏功能的失调，预防癌症的发生。从另一方面讲，饮食有利于唾液分泌，而唾液定时分泌对于致癌物质有消解的作用。

8. 就餐环境不愉快

在不愉快的环境中就餐，肝气郁结，腑气不畅，必然会直接影响脾胃功能，使脾胃运化失调，肝气不舒，日久就会导致气滞血瘀，给癌症的发生创造条件。

点评

八大致癌饮食习惯，上班一族最容易犯。八大致癌饮食习惯陷阱，避一个就少一份患癌风险。

医生更要防癌

每每提到医生患病甚至患了癌症，都会招来人们似乎是不敢相信的疑问。其实，医生也是人，医生也有生、老、病、死。

对于患者，有众所周知并耳熟能详的"久病成医"的说法，而对于医生，却有人所不知但确有其事之"久医成病"之事实。

根据笔者粗略统计，医生比不是医生的平常人更加容易生病、更加容易患癌症，因为医生这一行业，也属于"癌症高风险人群"。笔者所就业的医院的医生每年都要查出好几例癌症，且一半以上已经属于晚期了。医务人员健康状况堪忧，医务人员人群的癌症的发病率远远高于非医务人员人群。

导致癌症的十大不良生活习惯：生活不规律，经常熬夜，生活压力大。还有长期暴露于致癌物质环境中，如在办公室内使用电子产品如电脑、复印机、打印机等都产生辐射和致癌物质等，医生的生活都具备了。

学医出身的孙中山说过："伟大的事业基于高深的学问，坚强的意志在于强健的体魄。"近来医生英年早逝的噩耗屡见报端，是时候提高警惕了。所以，医生更要防癌。

医生行业中，"癌症高风险生活"之极莫过于外科医生、麻醉科医生。不久前，网络疯传一张外科医生手术后累趴在手术室

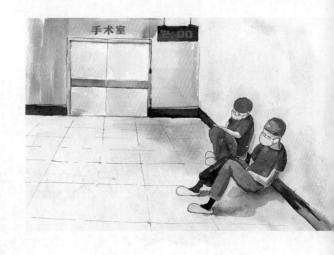

的照片，配文是某医科大学附属医院的医生们，耗时32小时为一位患者进行了颅内手术。整整32小时后，医生们累趴在地，手术时间也刷新了此医院的记录。而历史上手术时间最长的手术，是整整96小时。

一般而言，手术时间越长意味着手术难度越大，毫无疑问的是，手术时间越长，对手术医生和麻醉医生的考验越大。超长手术时间的手术，对患者和医生都不是好事儿。除了有技术上的考验，更多的是体能上的考验。笔者的不少同学和朋友也是外科医生和麻醉科医生，手术排得满满的，每天3～5台手术已是家常便饭，还不时加班手术到深夜。

这就不奇怪经常有外科医生、麻醉科医生英年早逝的报道，有的甚至猝死于手术中、倒在手术台上，这是极端透支体力的恶果。外科医生、麻醉科医生成为医生行业极端"癌症高风险生活"的另一个重要原因是生活无规律和饮食无度。

点评

纵览当今社会，其实医生并非唯一的高危行业。现代高节奏、高竞争社会，使得官员、警察、IT从业者、媒体……这些行业都属于"癌症高风险行业"，名列"高危名单"之上。只有保持自己的健康，才能够保持他人的健康，这是他们的职责和义务。

肥胖是饮食相关的第一致癌因素

随着全球经济的快速发展，生活水平的日益提高，饮食结构也在不断变化，以及体力劳动的减少，肥胖症的发病率与日俱增，已成为全球首要健康问题摆在人们面前。据不完全统计，全世界的肥胖症以每5年翻一番的惊人速度增长，粗略计算发患者数已近5亿。每年肥胖症促成的直接或间接死亡人数已达30万，并有可能成为21世纪的头号杀手。

英国《柳叶刀》杂志刊登了一篇有关肥胖的研究报告，名为《疾病的全球负担研究》。报告指出，全球有1/3的人超重或肥胖。这已经成为一个全球性问题。

美国曾经是全球超重或肥胖人口最多的国家，总数达到1.6亿人，超重或肥胖问题困扰着美国人。美国华盛顿大学当年的研究表明，中国的肥胖人数达到6 200万，全球占比9%，仅次于美国，居全球第二。印度、俄罗斯、巴西、墨西哥、埃及、德国、巴基斯坦和印度尼西亚紧随其后。令人难以置信的是，就在笔者撰写本书完成初稿时，美国还是世界第一胖国家，中国排名第二。始料未及的是拙作未及付梓——也就在不到一年时间——世卫组织公布中国为世界第一胖国家！

"中国人民胖起来了！"根据世卫组织提供的最新数据，中国现有9 000万肥胖患者，1 200万重度肥胖患者，超重肥胖率已达30%，高居全球榜首。中国社科院发布中国肥胖指数显示，我国有3亿人超重。同年，全球营养改善联盟（GAIN）发布的《全球营养不良状况报告》也显示，中国逾3亿人属于超重和肥胖人群。

英国《每日邮报》报道了哈佛大学研究者的一项研究，未来10年内，肥胖将超过吸烟成为第一大致癌因素。且受肥胖影响，部分最常见癌症的发病时间比以往提前了20年。

国际顶尖医学杂志《柳叶刀》上发表的一项流行病学调查也显示，较高的体重指数（BMI）与10种常见癌症的发病风险增加有关。当体重指数在正常基础上每增加5（单位是千克/米^2）时，患子宫肿瘤风险增加62%，胆囊癌增加31%，肾癌增加25%，宫颈癌增加10%，甲状腺癌和白血病增加9%。

肥胖可以影响女性的生育功能，甚至导致不孕。一部分肥胖的女性可能会发生多囊卵巢——一种卵巢肿瘤，可以出现月经不调或不孕。同时肥胖还增加罹患肝脏、结肠、卵巢和乳腺肿瘤的总体风险。

有研究显示，肥胖会引发一系列健康问题。它不仅是导致糖尿病、心脏病、卒中和关节炎等疾病的高危因素，也与胰腺癌等癌症发病率上升有关。肥胖问题不但影响人们的生活质量，还会给社会公共卫生服务系统带来沉重负担。

肥胖与心血管疾病和糖尿病之间的关联已经十分明确，流行病学调查显示肥胖与癌症之间确实存在正相关。业内人士表示，在目前国内控烟基本无效的大背

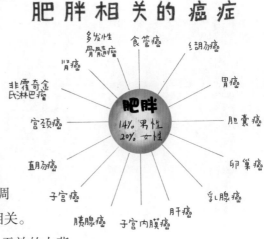

景下，未来肥胖人数或将超过吸烟人数，成为第一大致癌因素！

肥胖如何致癌？2016年3月出版的《自然》（*Nature*）杂志刊登了一篇论文，为这个问题提供了一个解释。美国麻省理工学院（MIT）的研究小组用高脂肪食物喂养实验小鼠，使之变成"胖鼠"。研究表明，"胖鼠"肠道细胞有种简称为"PPAR-δ"受体分子的激活，可以导致肠道干细胞的增殖，而后者早已证明和癌症密切相关。这是被确认的肥胖致癌的机制。

点评

肥胖与饮食和癌症有什么关系呢？肥胖是吃出来的，癌症也是吃出来的，饮食与肥胖和癌症的关系至关重要，肥胖是与饮食相关的第一致癌因素。

健康要减肥，减肥可防癌

世卫组织将肥胖定性为仅次于吸烟之后的第二个可以预防的致癌危险因素，与艾滋病、吸毒、酗酒并列为世界性四大医学社会问题。科学研究认为：肥胖对癌症有促进作用，肥胖对于许多类型的癌症来说都是重要的危险因素。因此要积极关注肥胖，了解肥胖带来的危害。

对肥胖的研究进一步发现：肥胖在促进癌症的同时，也对抑制癌细胞增殖因素产生了一些不利的影响。这是非常重要的发现，提示人们应注意自身的代谢状态，这也意味着需要维持健康的饮食，关注体重，获得更多的膳食纤维，并注意糖摄入量等。

肥胖，也正在成为中国人的一个主要致癌因素。

肥胖的标准：通常人们用体重指数（BMI）来衡量是否属于肥胖。

体重指数（BMI）=体重（千克）除以身高（米）的平方。

体重指数在18.5～23为正常；23以上为超重，23～25为轻度肥胖，25～30为中度肥胖，≥30为重度肥胖。

超重者应积极治疗，因为肥胖不仅会引发癌症和许多疾病，肥胖本身就是一种疾病。体重指数在正常范围内，也应注意饮食的搭配，防止超重。

近来的研究发现，肥胖可以增加多种癌症的风险。过多的脂肪摄入会增加类固醇等激素的产生，如动情激素、雄性激素，这些激素与乳腺癌、子宫内膜癌、直肠癌及前列腺癌都有密切的关系。超重和肥胖直接与多种类型的癌症相关，如食管癌、胰腺癌、结肠直肠癌和肾癌。

肥胖为什么会致癌？看看肥胖者的生活和饮食就知道了。

肥胖者多偏好高热量、高动物脂肪食物，而膳食纤维、蔬菜和水果的摄入量不足，高脂肪饮食还会增加肠道内胆汁酸的分泌，对肠道黏膜形成刺激和损害，容易诱发结肠癌。

胰腺功能是消化脂肪，如果一个人总是吃高脂肪食物，必然会造成胰腺负担太重，久之就容易诱发胰腺癌。

肥胖是引发糖尿病的重要原因，糖尿病也可能引起胰腺癌的发病率上升。

肥胖是乳腺癌的危险因素，特别是绝经后年龄在50岁左右的女性，实验数据显示，绝经后女性体重每增加10%，罹患乳腺癌的概率约上升1.5倍。

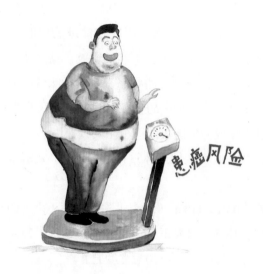

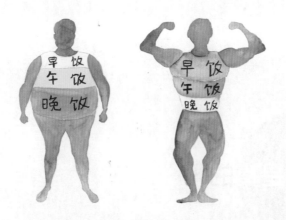

　　肥胖与子宫内膜癌的发病关系更为密切，研究显示，超出正常体重9～20千克者危险性增加3倍，超出体重20千克以上增加10倍。

　　肥胖与艾滋病、吸毒和酗酒并列为世界四大社会问题。如果所有的人都没有肥胖情况，就可去除5%的癌症。在此肿瘤专家发出忠告：控制饮食和控制体重可以使你远离癌症等病魔，现在行动还不算太迟！

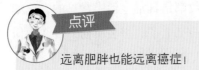

点评

远离肥胖也能远离癌症！

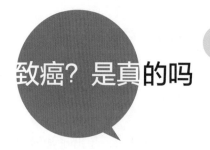

致癌？是真的吗

微信经常有类似《致癌食物名单，分享一次救无数人》的信息快速流传。文中所例食物大多数都是日常生活中常见的，比如瓜子、口香糖、果汁、爆米花……都上了"黑名单榜"，文中似是而非的表述让人不寒而栗，人人都有"中枪"的感觉。

那么这些吃了几十年、上百年的食物到底怎么啦？有没有所传的那么可怕？人们莫衷一是，到底谁是谁非？以下模仿中央电视台名牌栏目《是真的吗》的形式，逐一辨析。

1. 蕨菜致癌？

是真的。日本的研究，最早发现蕨菜里有一种"原蕨苷"是致癌的物质，"蕨菜致癌"有着坚实的科学证据支持。吃蕨菜会导致食管癌、胃癌的发生率变高，早在一百多年前，人们就注意到蕨菜这种植物能造成牛的中毒甚至死亡，动物实验也证实了蕨菜确实能导致动物的癌变。

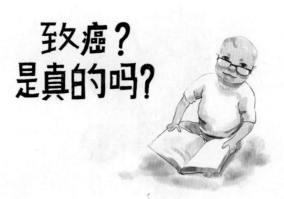

2．口香糖致癌?

是假的！青年人喜欢的口香糖中的阿斯巴甜据称也是致癌物，其中的白片胶还会刺激肠胃。其实口香糖致癌物浓度极低，只要不整瓶地吞食口香糖，一般不会达到致癌浓度。吃口香糖的最大隐患是咀嚼时间过长，会造成口腔肌肉劳损。

3．瓜子致癌?

有真有假。假的是未霉变的瓜子不会致癌；真的是霉变的瓜子会致癌。如果在食用瓜子时尝到苦味、霉味或者是酸臭味，一定要立即吐掉，并漱口，这样的瓜子多半会含有致癌物——黄曲霉素。

4．爆米花致癌?

是假的！现在的爆米花机多由不锈钢制作，铅中毒的可能大大降低，倒是应该警惕人造奶油、香精、色素等添加剂。传统的转炉式爆锅的确会使爆米花含铅，但这种制法已经很少见了。长期食用含铅的食品有很大的致癌风险。

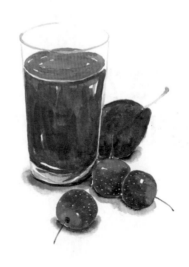

5. 臭豆腐致癌?

有真有假。假的：在网传的十大致癌物中，"臭名远扬"的街头臭豆腐上榜。臭豆腐"闻着臭"，是因为豆腐在发酵腌制和后发酵的过程中，所含蛋白质经过一系列反应最终产生一种叫硫化氢的具有刺鼻臭味儿的化合物。臭豆腐"吃着香"是因为蛋白质分解后产生氨基酸，使臭豆腐具有鲜美的滋味。所以，传统的发酵制法制作的臭豆腐是安全的。真的：媒体曝光有不法商贩在臭水沟制作臭豆腐，或在制作过程中添加"臭精"，不经自然发酵纯粹人为调配，这种臭豆腐肯定有害健康。

6. 果汁饮料致癌?

是真的。瓶装果汁饮料也进入了致癌食物榜。瓶装果汁中最不可取的当属果汁饮料，一般都会加入大量的糖、稳定剂、甜味剂、酸味料、护色剂以及香料等多种添加剂，而且果汁里基本不含水果中的纤维素。因此，食用新鲜水果是营养学上最好的选择。

7. 皮蛋致癌?

是真的。现在的"无铅皮蛋"虽然标注无铅也还是含铅的，最好不要吃，更不能多吃。铅、铜含量高的皮蛋蛋壳表面的斑点较多，剥壳后也可看到蛋白部分颜色较黑绿或偶有黑点，不宜选购。长期食用含铅的食品也有很大的致癌风险。

8．地暖致癌？

是假的！网传长期处于地热供暖辐射环境中，会导致血液细胞发生改变，有致癌的风险。地暖虽然属于电磁辐射，但产生的辐射波频率只有50赫兹，实际上我们经常使用的家用电器都会产生电磁辐射，如手机工作频率900兆赫，电脑一般为333兆赫，微波炉为2 450兆赫，都是地暖的数十万倍，这些高频率带来的才可称为是电磁辐射。因此地暖辐射对人体的健康影响很小。

9．精面粉致癌？

是真的。精加工后的白面粉不仅会失去大部分营养成分，还经过漂白化学物——氯气的漂白。美国环保署指出，氯气是危险、刺激性气体，会导致高血糖，造成肥胖和癌症，甚至致命。

10．人工甜味剂致癌？

是真的。正在减肥的人或糖尿病患者为了避开糖分，可能会使用人工甜味剂来代替。但许多研究表明，人工甜味剂会导致体重增加，并使得血糖难以控制。更多的研究证实，阿斯巴甜分解后会产生一种叫DKP的毒素，导致某些脑瘤。

11．酒精致癌？

是真的。世卫组织癌症研究专家指出，酒精是导致口腔癌、食管癌、肝癌、结肠癌及女性乳腺癌的"祸首"之一。最近的一项研究表明，比起那些从不喝酒的女性，每天喝一杯酒的绝经女性患乳腺癌的风险增加30%。饮酒过度会造成许多健康问题，包括糖尿病、肥胖和各种类型的癌症。

12. 精制糖致癌？

是真的。精制糖是最容易致癌的食物。高果糖浆作为精制糖的一种，极容易被癌细胞所代谢，因此是致癌的"元凶"之一，大部分使用精制糖的食品都被列入致癌黑名单中，包括蛋糕、苏打水、调味料和果汁等。

13. 薯片致癌？

是真的。薯片是高脂肪、高热量零食，不仅容易使人发胖，其中的高反式脂肪和钠还会导致癌症。含碳水化合物的食物如果经过高温处理，除了会烧焦、变干外，还容易产生一种致癌物"丙烯酰胺"。特别是很多人都喜欢吃的薯片，虽然又薄又脆，很好吃，但是由于丙烯酰胺主要在食物的表面形成，所以这种煎炸得很透的食物，因其水分含量低且面积大，产生的丙烯酰胺也就越多了。越薄越脆的薯片，患癌的概率会有所增加。

14. 减肥食品致癌？

是真的。减肥食品经常用过量的人工甜味剂、钠、色素等来弥补口味的不足，而这些添加剂于健康有害无利，很多都是致癌物。

15. 面膜致癌？

是假的！在致癌这个听起来耸人听闻的话题上，我们首先要分清可能性与概率，生活中的事物中难免会触碰到一些危险成分，虽然是对身体有害的，但这个有害的比例有多大呢，如果10倍都难以对身体造成伤害，那这种作用就微乎其微。面膜致癌比晒阳光致皮肤癌的概率还要低很多。当然，"三无"劣质面膜另当别论。

16. 鱼露致癌？

是真的。鱼露是我国东南沿海、韩国、日本和一些东南亚国家常见的调味品，以小鱼虾为主要材料发酵熬制而成。调查发现，喜爱吃鱼露的地区，食管癌和胃癌的发病率较高。鱼露诱发癌变主要有两个原因，一是鱼露经过发酵霉变，滋生了黄曲霉等多种真菌，直接引发癌变。二是鱼露含

30%的食盐，其中的亚硝酸盐会导致食管及胃的癌变。

17. 微波炉致癌？

是假的！网上热传微波炉煮热的食物可以把癌细胞养得肥肥壮壮的；微波炉使蔬菜中的矿物质变成会破坏人体的自由基……事实是微波的本质就是电磁波，跟电波、红外线、可见光一样，它们不会致癌。相反，红外线还是临床上的一种治疗手段。除了不会对人致癌，微波也不会让食物产生致癌物质，甚至有助于避免致癌物的产生。

18. 久泡的黑木耳致癌？

是假的！传木耳浸泡时间长会导致癌症，严重者竟可致命。事实真相是黑木耳有"素中之荤"的美誉。常吃黑木耳有排毒解毒、凝血止血、清胃涤肠的功效，还具有抑制血小板凝聚和降低血凝的作用，与肠溶阿司匹林的功效相当，所以也被人们称之为"食品阿司匹林"。泡发木耳的时间应该泡透而不是泡到变质。

19. 喝苏打水养生又防癌？

是假的！喝苏打水有许多好处，不仅可以中和酸性体质，还能预防癌症，甚至还有人说，喝苏打水容易生儿子！其实苏打水含有钠，如果经常喝、大量喝，则会增加高血压的患病风险；另外，部分人工合成苏打水，额外添加了白砂糖（即蔗糖）、果葡糖浆，如果长期大量饮用，还会增加肥胖症、糖尿病、痛风等疾病的发病风险。此外，有些人工合成苏打水还添加了柠檬酸、安赛蜜、食用香精等食品添加剂，不建议给孩子喝。想通过喝苏打水，生个男宝宝则更是不靠谱。

点评

这就简直如同《西游记》中的"真假美猴王"一样真假难辨，本书可以作为"照妖镜"助你分辨真假。

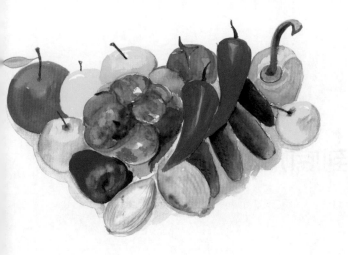

第3章

饮食防癌
锦囊

——专家指导防癌技巧
走出饮食防癌误区

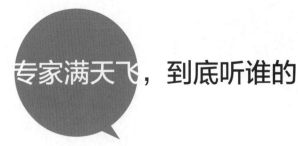

专家满天飞，到底听谁的

古今中外，关于防癌的健康教育、宣传广告不少，中国更加不缺专家和传说。请看近来媒体热炒的防癌话题。A媒体报道英国科学家说"植物油做饭可致癌"。B媒体立马回应说中国专家认为"植物油低温使用无危害"。有记者报道称，世卫组织将加工肉类归为"一类致癌物"。又有记者求证后发文宣布，世卫组

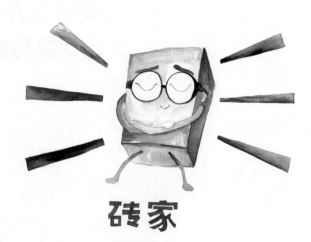

砖家

织回复否认，接着是多个"肉类协会"攻击该结论的科学性，否认加工肉类有致癌性；有微信说猪油致百病，又有微信说猪油人体不可少；有文证据确凿揭示牛奶致癌，又有协会发文反驳……凡此种种，不一而足。

当代信息爆炸社会，大数据年代，网络谬误多多，一不小心，就被误导。因此在日常生活中应谨慎看待饮食防癌，不能偏听偏信、盲目依从，更不能无动于衷、熟视无睹。特别是饮食范围广泛，人种复杂，食疗殊无标准，好恶众口难调。饮食经验历史悠久，时间跨越很长，根本没有统一的规范和科学。

更何况饮食防癌、饮食养生业界良莠不齐，加上推销产品的商家、有以伪养生牟利的骗子、有吹牛皮不上税吹破天的江湖术士……说起饮食、防癌、养生，看看自我介绍，个个都是忽悠高手、吹牛专家，更有砸人的"砖家"。

问题是：专家满天飞，到底信谁的？

网络之上鱼龙混杂，其中必然专家、砖家难辨，流传谬误多多，一不小心就被误导、被代表、被平均，因此在日常生活中应谨慎看待饮食防癌，提防虚假专家，更不能道听途说、偏听偏信。看到相关文章时，应先辨明是非对错，通过以下一些看贴判断基本要素，可以减少被误导，避开陷阱：

要分析发布机构的专业性和权威性。倾向于选择权威机构发布的信息，不是对口专业的不要信。国家和大学的科研机构、相关专业专家的权威发布更靠谱，世卫组织的资讯发布最权威，且信息准确、全面，很多疑虑一查即明。本书不惜笔墨，极力推荐、转载世卫组织官方信息，一是舆情引导，二是树立权威。

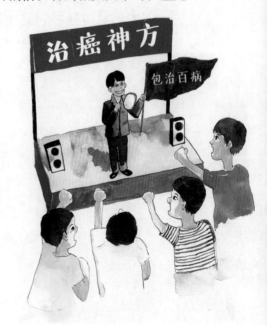

术业有专攻，食疗和医疗属于很专业的领域，并不是每个人都能随便讲，更不能捕风捉影、道听途说。而吸引眼球

的"标题党"、立竿见影的效果、疗效超高的灵丹妙药、"全国吃绿豆""万人一方""一曝十寒"的养生秘方、防癌大法……绝对不能信。

要注意作者的专业资格和资历。看其职称、学位、专业资格、工作单位，重点是大多数时间是干什么的，以及工作时间，临床1年和10年的经验不可同日而语。这方面，科学巨匠爱因斯坦曾经一针见血指出："你要知道科学方法的实质，不要去听一个科学家对你说些什么，而要仔细看他在做什么。"

"大道至简"最简单直接的判断方法，就是看看对方的生活方式、饮食习惯是否健康。如果对方是吸烟嗜酒、晨昏颠倒，如何教人养生保健？

要分析是否可能跟某些利益相关。有些宣传食疗的文章"图穷匕首见"，文章中藏有小广告，其真正目的是向大家推销自己公司的产品，在吸引人气后乘机大做广告。

点评

不要被微信发布者头顶上的桂冠和光环所迷惑，桂冠这玩意儿，没有自然不威武，但也不是越多越好。桂冠和光环越多，做临床工作的时间就越少，"职业官员""国际飞人""开会专业户"的纸上谈兵、理论专家的可信度不高也不实际。

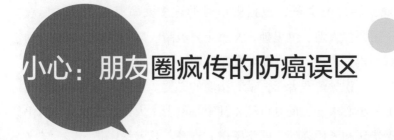

小心：朋友圈疯传的防癌误区

　　防癌谬误泛滥成灾，已经成为一个影响大众健康的社会问题，也是文化知识落后和科普宣传滞后的一种表现。因为"知识不存在的地方，愚昧就自命为科学（廷德尔）"。谈医疗必须有相关的资质，因为事关神圣医学、高贵生命。

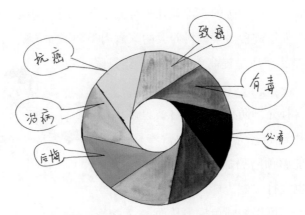

　　问题的解决依赖有关部门严格执法，禁止虚假不实广告及谬误流传。但有社会责任感的医生、教师、记者和科普作家，都应本着对社会大众健康负责的精神，积极参与普及科学知识，提高民众防癌的鉴别能力，培养健康的生活方式和饮食习惯作为防癌的正确途径。

　　朋友圈疯狂转发的文章，包括微信号的很多文章基本上是"标题党"，题目一定要惊天地、泣鬼神，文字定要吸睛。以下是朋友圈疯传的防癌误区，试剖析其谬误。在此需要郑重声明一下：笔者无意冒犯任何人和企业，但过了，误导消费者了，就有指明的必要。而收入本书的网络共享资源，更加是小心求证、反复审核，甚至是笔者本人亲口试吃过，但仍不敢保证全无错误和矛盾之处。网络资讯有点乱，是科学还是谣言，笔者作为第三方没有利益关系的资深专家，本着公益心，为读者捋一捋，整理成册，收藏备用。

1. 误区一：吃肉补营养增强免疫力抗癌

　　营养的概念很广泛，包括人体的必需能量葡萄糖、蛋白质和脂肪，以及维生素、矿物质和微量元素等，岂止吃肉这么简单？人体的免疫力更是复杂的系统，绝对不是吃肉或吃某一种营养品就能够提高的。而喂食含有激素的饲料养大的家禽肉类和添加了激素的营养品，反而会削弱人体的免疫力。

　　实验研究中的中医证型气虚型实验动物，大部分是使用大量喂食激素来造模而成，而中医的气虚就几乎等同于西医的"免疫力低下"表现。你说长期、大量进食激素饲料养大的家禽肉类和添加了激素的营养品，那是提高免疫力呢，还是降低免疫力？

　　营养补充剂防癌也是误区，许多人长年服用营养补充剂，认为营养补充剂能够预防癌症。一些营养品商家也大打"擦边球"，公然宣传其产品可以增强免疫力从而预防癌症。截至目前，还没有一

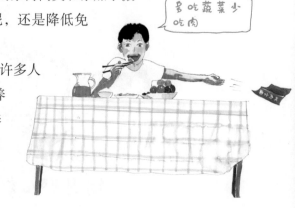

个营养品经过循证医学的对照研究检验，在人身上能防癌。我们坚决反对靠所谓的营养品防癌。

长期使用补充剂有不可预知的副作用，长期高剂量服用营养补充剂有可能会干扰体内平衡，引起代谢紊乱，甚至患上癌症。一些研究还认为，补充高剂量维生素A会引起吸烟者罹患肺癌。防癌更主要的是应该合理膳食，多摄入新鲜蔬菜和水果，戒烟、不酗酒，少摄入高热量、高脂肪食品等。

一篇名为《维生素B_{17}是抗癌神药》的帖子在网络上广为流传，把维生素B_{17}捧上了抗癌神坛。很多网友信以为真，大肆抢购各类维生素产品。实际上这是一个打着科学旗号的"新型伪科学"商家广告。维生素B_{17}并非B族维生素，只是苯甲醛（benzaldehyde）和氰化物（cyanide）的化合物，名为苦杏仁苷，取自于杏仁。美国癌症协会曾经为此发出警告：几十年来的临床研究证明，维生素B_{17}没有任何支持抗癌的证据。服用维生素B_{17}只会增加氰化物中毒的概率，甚至出现死亡。苦杏仁苷类的物质本身无毒，但当它们被β-葡萄糖苷酶代谢分解后，就会产生有毒的氢氰酸。

微博、微信曾热传牛奶、豆浆致癌，最骇人听闻的标题是"牛奶将人类送入癌症的坟墓！"，但很快就被辟谣禁发了。牛奶并没有将人类送入癌症的坟墓，倒是触目惊心的骇人标题把人给吓得不轻。事实是，权威的世卫组织对于牛奶、豆浆是否致癌尚无定论。故此笔者也无法甄别和证伪，本书姑且存疑，暂不持有观点。

任何单一食物都不宜常年、大量食用。至于"牛奶补钙"，君不见长年喝牛奶的西方人骨质疏松发病率更高？笔者本人很少喝牛奶，但时不时喝点儿酸奶和豆浆。

所以，吃肉≠补营养≠增强免疫力≠抗癌。

2. 误区二：滥用保健品防治癌症

灵芝孢子粉、孢子油，冬虫夏草口服液，鲨鱼软骨胶囊等保健品和食品在民众中都有着相当高的"知名度"。在保健品和食品厂商不惜重金，高强度广告和宣传营销下，实际宣传是可以"抗癌、治癌"。

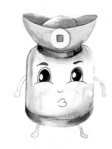

保健品

许多保健品和食品是通过所谓的"提高免疫力"来影射"治疗癌症"的功效，事实是虽然免疫力下降可能使人易患上包括肿瘤在内的任何疾病，虽然部分癌症患者的免疫力有所降低，但肿瘤的发生机制很复杂，并不能通过提高免疫力就能得到有效预防。临床通过提高免疫力来治疗肿瘤收效甚微，免疫治疗并不是西医治疗癌症的主流治疗方法。

灵芝等保健品也许有一定增强免疫力的功能，但如果宣传吃了这类保健品能防癌抗癌甚至治癌，那就是夸大宣传。在卫生部规定可申报的27种保健品中，还没有"防癌抗癌"一说。从法律的角度看，宣传保健品有治病疗效就是触犯法律。而长期吃某种保健品的危害也是显而易见的。

保健品在国内泛滥的主要原因有：①经济利益的驱动。低成本、高定价牟取暴利。②花巨资广告宣传营销。③民间存在"补"的误区。④安慰、暗示、影射作用。⑤送礼的社会风气。

原中国抗癌协会主任委员、中华医学会肿瘤学会主任委员、肿瘤专家徐光炜教授的博文"说三道四话保健品"，从根本上对国内保健品乱象做出了深度的分析：更有甚者，某些业者在"要发财、抓治癌"的错误思想驱动下，见利忘义，利用现今各种宣传媒体也在追求利润之机，两者不谋而合，各种保健品通过舆论的包装，不当的非法宣传，纷纷变成治癌"良药"，成为敛财的捷径，实在害人匪浅。

而且这种"舆论误导"最原始的是见之于报刊的各种夸大其功效的广告，此类广告又往往有似是而非的根据，如某科研单位的实验数据。某"名人"的肯定性意见，甚或有权威人士参与的新闻发布会等。现更发展至手法更为巧妙的专题报道形式，对某些根本从未在大学任教的某某教授或从未进过医学院校的"著名治癌专家"的治癌经历进行神话式的报道。

不久前，《人民日报》官方微博发表前所未有的警醒标题"别再轻信！骗人还很贵的8种食物"，点名揭批了鱼油、蛋白粉、海参、蜂胶、鱼翅、燕窝、胶原蛋白、酵素。而另一篇"美国多种保健品被查出有害成分"同样给了保健品一记重拳。

对于很多前来证伪的网友，笔者要轻轻地说一声：其实如果不差钱的话，吃一点也无妨。

3. 误区三：珍稀动物防癌误区

越珍贵越抢着吃，这是另一种饮食防癌误区。不知道从什么时候开始，除了冬虫夏草、灵芝等抗癌神草外，穿山甲以及龟、鳖、蛇、虫、癞蛤蟆……也都成了炙手可热的防癌抗癌珍贵食品。

穿山甲等濒危野生动物走私案件频发，人们都认为这类稀有动物营养价值高、药用效果好，但事实真的是这样吗？

穿山甲的鳞片称为山甲片，中医上常用于血滞经闭，症瘕结块，风湿痹痛、筋脉拘挛，痈肿，乳汁不通等症，与穿山甲鳞片药性相近的中草药不在少数，并不是无法替代的。值得一提的是，现代医学分析认为，穿山甲鳞片只是普通的角质化鳞片，成分与人的指甲、头发没有太大区别，并无实际药用价值。

而食用穿山甲大补更是无稽之谈，根据现代医学研究证明穿山甲肉并没有传说中抗肿瘤的功效。而且穿山甲作为野生动物，长期在野外活动，身上或许带有各种寄生虫，食用的话会有感染风险；如果其栖息地受到重金属污染，那么食用穿山甲时也会有重金属物质转移到我们体内，危害身体健康。

有很多患者咨询笔者说有医生推荐吃金钱龟，其实，已经有不少患者都吃过金钱龟，当时的金钱龟卖到几万元一只。还有患者神秘兮兮地告诉笔者：有朋友从巴西带回来一只价值5万元的千年金钱龟，据说治癌效果很好。

又是从文学蜕变而来的抗癌灵丹妙药，也许是从《西游记》吃了唐僧肉可以长生不老演变过来的神话，估计如果唐僧再世的话，走不出东土就已经被人给生吞活剥吃了，不必劳烦西天取经路上九九八十一难的众妖怪了。

鲨鱼不患癌，不等于吃了鲨鱼肉就不患癌；千年老龟活了千年不死，并不等于吃了千年老龟的肉就能够长寿。笔者循循善诱跟患者解释：千年老龟不仅肉老不好吃，而且老龟身上也许还带有千年细菌、病毒，老龟不发病，你吃下去就不一定了，也许就感染了老龟身上携带的细菌了。还是把老龟放生了去吧。

野生金钱龟濒临绝种，列为受保护动物，特别是讹传为抗癌灵药、健体补品后，身价高涨，每只价值以万元计。据称曾有一个养龟场出售金钱龟蛋便索价万元一只。根据《野生动物保护条例》和《动植物（濒危物种保护）条例》，金钱龟属受保护之列，不得捕猎或故意干扰，一经定罪最高可被判罚款十万元及监禁一年。

龟、鳖、穿山甲、蛇、虫、癞蛤蟆中，许多品种还是保护动物，吃了就属于犯法的。龟、鳖、穿山甲、蛇、虫、癞蛤蟆抗癌，真的很没道理。

4. 误区四：大吃补药增强抵抗力预防癌症

这里的"补"，是中医的补虚的概念。有些人常常要求医生为其进补，甚至自己无师自通地"偷偷"补。自行进补往往是滥补：壮阳、补肾、提高抵抗力、提高免疫力……殊不知滥补更可能会激发肿瘤的发生。

许多患者和家属都以为，冬虫夏草、野生甲鱼以及各类名贵药材"齐上阵"，是对癌症患者最为有效的进补佳品，其实不然。

冬虫夏草是被商家狂炒的中药材，几十元一斤的冬虫夏草在近20年来一路疯涨，目前冬虫夏草批发价格每公斤已突破20万元，零售价最高甚至在每克600元以上，被人为地炒高了一万多倍，堪称疯狂。冬虫夏草，既不是人们生活的必需品，也并非能起死回生的灵丹妙药，为何在短短的几年间价格一路疯涨超越黄金？

冬虫夏草价格是真正的虚高而且是纯属炒高的，20多年前笔者作中药学徒时期还只是几十元一斤，几元一两，还卖不出去，因为没几个人需要吃。药无分贵贱，不对症再珍贵的药也是毒药，吃了对患者就只能是有害无益！自从冬虫夏草被恶意炒作特别是被引进到酒楼饭桌和引进到养生保健高档礼品后，就身价暴涨成为涨价幅度第一的药品。

其实，冬虫夏草在中草药中原本并非特别贵重药材，成分普通，药效一般，适应证窄，临床少用。大多数患者特别是正常人都不适合服用冬虫夏草。笔者已经诊治了多例正常人和患者因自己服用冬虫夏草而导致肝功能异常的病例。

　　冬虫夏草，已经彻底地失去了"药材"的属性，而异化错位成了贵如黄金钻石的高档礼品、贮藏保值的投资产品、所谓的"贵族保健品"和某些腐败官员们的贡品。吃者不买，买者不吃；需要入药吃的患者没得吃，不需要吃的正常人乱吃乱补而成为新的药源性患者。

　　关于中医"进补"，其精髓是"虚则补之"和"辨证施补"。哪儿虚就补哪儿，不要乱补、滥补，要辨证施"补"。不虚不补；有邪不补；癌症患者宜"扶正"，以调理脾胃为主、辨证进补为辅，慎用大补，忌用"滥补"。

5. 误区五："名医"揭露癌症真相

　　微信朋友圈最疯狂转发的，就属这一类了。作为从事肿瘤临床一线医疗工作30余年、诊治过数以万计肿瘤患者的笔者，也经常在朋友圈中看到这一类的文章，读了几篇，发现无不是漏洞百出、不能自圆其说的。

　　首先，是"名医"之头衔名不符实。这些文章中提到的所谓"名医"，居然没有一位是真正从事肿瘤临床的医生。很多"名医"连医生的执业证都没有，也就是说，根本没有资格叫作"医生"，如果真曾经治疗过肿瘤，毫无疑问那也是"非法行医"。你再有"名"，也得是"医生"呀，否则何来"名医"之称？

　　其次，这类文章从标题到内容都是要"惊天地，泣鬼神"，极端偏执：说好就吹捧上天，说不好就踩入地底。甚至公然颠覆医学和科学，什么"揭示癌症发病真相"——癌症的发病真相现在根本就不明了。什么"癌症不必治疗"——如果癌症不早期控制，其死亡率必将倍增……

点评

　　谣言止于智者。这个智者就是医学常识的普及，就是正直可信的专家。

防癌谣言止于约翰·霍普金斯大学

日前，笔者微信的几个朋友圈、病友圈甚至医疗圈子都出现一则内容相似的"防癌宝典"转发和刷屏，题目非常吸睛："如何饿死身体癌细胞？全球闻名的约翰·霍普金斯大学最新癌症研究报告""约翰·霍普金斯大学最新癌症预防治疗建议"……也吸引了诸多朋友转来向笔者求证真伪。

这份宣称来自美国名牌大学约翰·霍普金斯癌症研究中心的"最新癌症研究报告"提出了"癌症是由某些营养物质缺乏导致的""氧气能杀死癌细胞"等16项惊世骇俗、颠覆传统的观点。煞有介事地声称："约翰·霍普金斯已将这篇研究报告用新闻稿方式发布，同时Walter Reed陆军医学中心亦将这篇报告传播。"

最迷惑人的是该文还居然有个华丽丽的中英文对照版本，不仅目测十分高大上"似是而非"，乍看起来还"有板有眼"。于是在微信朋友圈被疯转、刷屏，更要命的是许多媒体既没有核实原文，也没有请医学专业人士把把关、过过眼，也就纷纷进行了转载、传播。

在华丽丽的"洋包装"下，笔者看到的是通篇谬误。由此，平生性喜追根溯源的笔者在约翰·霍普金斯大学官方主页，看到的却是对这篇谣言文章的辟谣声明，约翰·霍普金斯大学还以之醒目的标题："It's a Hoax！（这是谣言！）"。

"辟谣声明"表示，约翰·霍普金斯大学从未发表过"最新癌症研究报告"及其类似的文章，也不赞同该文的内容。不愧为百年名校，约翰·霍普金斯癌症研究中心针对谣言文章中的16个观点，归纳总结为7个方面的问题，有理有据、令人信服地逐一进行了反驳。

以下就是"辟谣声明"针对性逐一反驳的中文译文：

1. 谣言1~2：每个人体内都含有癌细胞

来自Ludwig癌症遗传与治疗中心的Luis Diaz为此解释道：癌症事实上是一种基因疾病。它的发生是由于我们体内的基因发生了突变或修改，这些基因的改变有些是从父母遗传的，但更大的一部分与我们的生活环境密切相关。

例如，如果人们吸烟和饮食习惯不良，就很可能患上癌症。在机制上，这些基因的改变会使我们体内某些调控因子失活，使一些细胞不受控制地繁殖、增生。这些细胞就是我们所说的恶性细胞或癌细胞。人体的细胞总量超过万亿个，必然会有一些不正常或者发生突变的非典型细胞，它们或许也有着癌细胞一样的特征。但请注意，这些细胞大部分会发生自我凋亡（即自杀），或者被我们的免疫系统清除，绝大部分是不会发展成癌症的！

点评：谣言中的"每个人体内都含有癌细胞"没错，错在"由正确的前提，得出错误的结论"。正是这种"似是而非"的谣传，最能迷惑人。

2．谣言3：一个强大的免疫系统可以杀灭癌症

对于免疫系统和癌症之间的关系，并不是用"强"和"弱"去形容的。更主要的是"识别"的问题。Elizabeth Jaffee，一位在肿瘤免疫学方面权威的专家解释道："从根本上说，我们的免疫系统并不能识别癌症。因为癌细胞是极为复杂的，它甚至可以把自己伪装成一个健康的正常细胞，从而躲过免疫系统的杀灭。普通细胞受到病毒或细菌感染，会释放出独特的信号分子让免疫系统识别自己并采取行动。而癌细胞则无法通过这种途径被识别和杀灭。"

通过破解癌细胞躲避免疫系统的机制，研究人员甚至发明了针对癌症的疫苗，并取得了初步成功。这些疫苗能激发我们的免疫系统识别和消灭包括前列腺癌、胰腺癌、白血病和多发性骨髓瘤在内的癌细胞。

点评：免疫系统和癌症之间的关系并不明确，不能通过胡乱提高免疫力治疗癌症。

3．谣言4~5：癌症是由某些营养物质缺乏导致的，补充这些缺乏的物质就能消灭癌细胞

凯莫癌症中心的William Nelson说："一些饮食习惯和生活模式（如抽烟）等，的确会导致很多肿瘤的发生。我们的专家也推荐一些健康的饮食模式以降低癌症风险。通过这些营养物质的补充，可能可改善某些缺乏，但如果我们补充的营养物质太多，超过了正常所需，那也是没有任何作用的。"

点评：不依赖补充营养物质防治癌症是笔者多年强调的论点，本书也有长篇论述。

4．谣言6~10：化疗和放疗会损伤健康细胞，手术治疗会导致癌细胞扩散

Nelson表示，化疗和放疗是有显著的选择性的。在化疗和放疗过程中的确会出现一些副作用，但是，这些副作用显然是可逆和暂时的，包括掉发和血细胞减少等。改变和治疗这些副作用也是放疗和化疗的一部分。

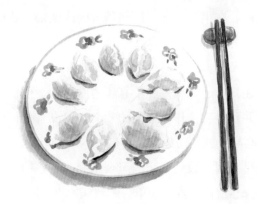

至于手术切除，则是许多癌症的首选治疗方法。而手术治疗是不会导致癌细胞扩散的。癌症扩散只是癌症发展过程中的一环，癌细胞会离开原发肿瘤，通过血液流动，扩散到身体的其他地方，而不是手术促进癌细胞扩散。

点评：所有治疗肿瘤的方法都是"双刃剑"，不能因为手术、化疗和放疗会损害健康细胞而放弃合理的治疗。

5. 谣言11~14：癌症以某些食物作为自身营养

谣言中提到，癌细胞是以某几种特别的食物作为能量，如果我们避免使用某些食物就能预防癌症，癌细胞也会因此饿死。这种说法是否准确？在专家看来，不良饮食习惯或肥胖等都是患上癌症的高危因素，但是目前还没有任何证据证明任何食物具有抗癌功能，食物既无法改变癌症生活的环境，也无法促进癌细胞死亡或生长。

专家建议，我们应该通过饮食控制营养的摄入量。虽然一些缺乏维生素的人，通过维生素补充剂能有得益，但有证据显示正常人补充这些额外的维生素没有任何好处。

点评：肿瘤是生活方式病，不能依赖长期补充某种维生素来防治。

6. 谣言15：癌症其实是一种身心精神疾病

另一位癌症预防和控制专家John Groopman表示，事实上癌症是一种基因改变导致的疾病。在很多情况下这些基因的改变都是我们的不良行为导致的，如抽烟、不良饮食习惯、病毒感染和过度晒太阳等。

而精神、信仰及很多因素对癌症的影响其实是未知的。Platz说，我们也希望人们可以在开心、充满爱和没有压力的环境下生活，因为这是一种良好的生活方式并且能感受作为人类的意义。但没有任何证据表明，一个人的精神和心境会导致或预防癌症的发生。

点评：癌症是多因素致病，病因至今未明，身心精神也是相关因素，但尚无证据证明身心精神是直接和单一的致病原因。

7. 谣言16：氧气能杀死癌细胞

Platz指出，适量运动是作为任何健康生活方式的必要因素，但目前没有任何证据支持深呼吸或接受吸氧治疗能预防癌症的发生。

美国癌症协会在其网站上对氧气治疗是这样描述的："现在一些有效的科学证据已经证明，人们即使服用一些能释放氧气的化学药品，也无法治疗癌症。而这种所谓的治疗是很危险的，已经有报道有接受这些治疗的患者死亡。"

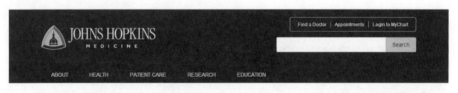

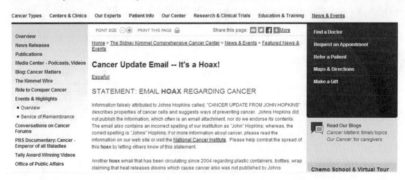

附：约翰·霍普金斯大学官网发布辟谣声明的原文网址。

http://m.hopkinsmediCine.org/kimmel_CanCer_Center/news_events/featured/
CanCer_update_email_it_is_a_hoax.html

 点评

　　这句谣传过于低级，可以直接略过。

　　目瞪口呆之余，笔者深深地为约翰·霍普金斯大学科学、严谨的治学作风所叹服加折服，虽然贵为医学院校泰斗级世界名校，却低下高贵的身躯，放下学术权威的架子，逐条回复流传于大洋彼岸的冒名谣言，回复科学、严谨、有理有据，还言简意赅、一针见血。

　　笔者虽然没有"著名"到被人假冒甚至编造谣言，但所见谣言倒不少，祸害人群也不小，是故相信以己微薄之力，努力点评网络流传的防癌谣言也是有益社会、有益大众善举，君不闻《诸葛亮集》有言道："勿以善小·而不为。"

　　诚然，从来都是"辟谣哪有造谣跑得快？"让笔者始终不能明白而深感郁闷的是："最新癌症研究报告"的始作俑者为什么要炮制和发布这么极具误导性的谣言，从体裁上的"中英对照"到内容中的"有板有眼"，那都是要花费相当的时间和精力，有那闲工夫干吗不去干点有益社会、造福大众的事情？

民间防癌抗癌偏方秘方辨析

这些谬传的不靠谱的偏方、秘方，几乎都是盗用中医概念，从中药抗癌药物中拿了一两种药物，例如：中医使用白花蛇舌草、半枝莲治癌，于是就有了"网络神方"；中医有抗癌中药蟾酥，于是就有"癫蛤蟆治癌偏方"……凡此种种，不一而足。纵观这类偏方、秘方，都是用药单调，或药性单一，但却包治世界上所有的癌症，其实质还是千人一方、万人同药，严重背离了中医辨证论治、个体差异、精准治疗的精髓，虽然拉中医大旗作虎皮，实际上已经不是中医，是"黑中医"来的。

以下试剖析近来网络盛传的防治癌症偏方、秘方，以正视听。

1. 药酒强身壮体抗癌

民间有药酒补身体的习俗，许多人认为身体虚弱，需要进补，自己泡上药酒，长期饮用。泡制药酒中的中药材多是大补、滋补和壮阳的药材，认为是体虚、分娩或大病之后体质恢复的佳品。

真正体虚之人经中医辨证后，喝一点药酒尚无大碍，但不可

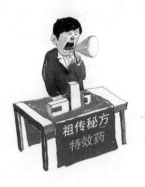

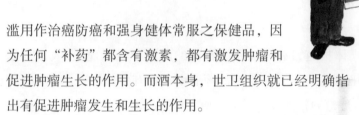

滥用作治癌防癌和强身健体常服之保健品，因为任何"补药"都含有激素，都有激发肿瘤和促进肿瘤生长的作用。而酒本身，世卫组织就已经明确指出有促进肿瘤发生和生长的作用。

此外，药酒中多滋补、黏腻之品，会加重脾胃负担，引起消化不良，脾胃虚弱之人更加消受不了。"他的药酒或是你的毒药"。多数药酒中可能会含有鹿茸等壮阳中药，还有附子等毒性中药，制成膏剂不易掌握其剂量，容易超量，引起中毒。

药酒还不便宜，动辄数十种名贵药材，一副药酒药材数千过万元很平常。不知道药物数量如此之多、药性如此之复杂的名贵药材，经过酒精多年浸泡后，会有什么样的化学反应，产生什么毒素，进入人体后，又会在体内发生什么样的反应，效果不好说，但药物的副作用是肯定累加的，对肝肾功能的损害也是可以预见的。

2."仙丹"防癌治癌

此处的"丹"并非中医丸、散、膏、丹、酒、露、汤、锭8种剂型中的小颗粒的"丹药"，而是指炼丹炼出来的所谓"仙丹"。炼丹在文学作品中多有描述，并被神化和神秘化，最经典的是《西游记》中，太上老君用来"炼"孙悟空而被孙悟空踢翻的炼丹炉。

这恐怕是最"武侠"的偏方。曾经见过一位富人，千里迢迢去到名山名寺，以1万元1粒的高价，请了大师炼制七七四十九天的"仙丹"数粒，结果服了3粒后，口舌起泡，全身皮肤起红斑红疹，肝、肾功能损害。再继续服用的话必定会肝、肾功能衰竭而"死于愚昧"。

其实任何中药，熬过8小时大部分也就剩下无效成分重金属、矿物质了，近年来随着科学研究证明，所谓炼了几天几夜的"仙丹"中的成分，主要是有毒的金属汞，也就是剧毒的"水银"。

3. 中草药"以毒攻毒"

最近有些媒体报道，有人饮用了自泡的药酒中毒，现场2人证实死亡，9人被送到医院救治。很多自泡的药酒中，都有中药附子、草乌和川乌等有毒中药，经过酒精的浸泡，毒性成分释放出来，酒精又可以加重毒性，这种剧毒的"毒酒"，可以把牛毒死，何况人乎？

很多含有附子、生草乌、生川乌、断肠草等有毒中药的偏方、秘方，都是盗用中医"以毒攻毒"的概念，不懂中药的药性药理，却要滥用"以毒攻毒"，还以用量大为荣，岂不是害人？

4. 蝎子汤防癌抗癌

广东人有喝汤的习惯，甚至是"每日一汤"，煲汤中的汤料很多都是中草药，"煲什么汤"是临床医师经常被问到的问题。民间流传最广的"抗癌神汤"就是蝎子汤，很多人都相信蝎子汤能"活血化瘀""以毒攻毒"以此来防癌、治癌。

据报道，一名肺癌患者因听信蝎子能解毒抗癌，连续一周服蝎子汤后，导致肾功能衰竭而死亡。笔者有一位肺癌患者，服用蝎子汤后肝功能中的谷丙转氨酶升高到700多单位，而患者健康的妻子验血肝功能也达到800多单位（正常值为40单位），因为妻子喝得更多。有一位患友喝了蝎子汤后更是出现心房纤颤。

据《中国药典》载：蝎子性味辛平；有毒。功能息风镇痉，攻毒散结，通络止痛。用于小儿惊风，抽搐痉挛，中风口歪，半身不遂，破伤风，风湿顽痹，偏正头痛，疮疡，瘰疬。用量3～6克，也就是3～5只蝎子。而蝎尾最毒，用量为全蝎的1/3。

想想煲汤时的蝎子用量是什么概念？抓一把下去。何况中药的药用全蝎是炮制过而减毒的，而煲汤用的蝎子却是未炮制的剧毒的生蝎子。更令人担忧的是，蝎子已经进入了酒楼、进入了寻常百姓家的餐桌了。

5. 白花蛇舌草、半枝莲当茶饮

该秘方在网络转载和民间疯传，是流行最广且版本最多的一个治癌秘方，且有好几个版本。版本之一为"死刑犯人在执行死刑前三天供出来，怕死后失传……"的故事，堪称最"传奇"的秘方。

试看版本之一："半枝莲120克，白花蛇舌草150克，合为一剂，加水5.5千克，煎2小时，日夜当茶饮。此药可治各种癌症，包括肠癌、肝癌、胃癌、乳腺癌、宫颈癌等，此药对脏腑之热毒、生痔疮、咯血、热咳等患者也都有疗效，平时每月煎一次服食更佳。"

其实几乎所有版本的主药都是白花蛇舌草和半枝莲。白花蛇舌草和半枝莲都是清热解毒类抗癌中药，性味苦寒，常用量为20克，适用于热毒壅盛的患者，显然不是适合于所有患者以及能够治疗各类各种癌症。如此大剂量用法，必伤脾胃。而长期饮用，则损肝肾。

6. 穿山甲鳞片磨成粉服

这是最"无聊"的偏方：穿山甲鳞片磨成粉，每天一勺，防癌抗癌。众所周知，穿山甲鳞片坚硬无比，厚厚的地面都能够穿透，穿山甲鳞片就

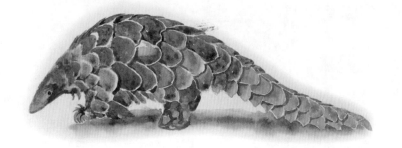

是磨成粉，也没有什么动物的铜肠铁胃能够消化得了。穿山甲鳞片煮水，也不会有任何药用成分。

显然是盗用中医"炮甲珠"治疗疮痈、癌症的概念，殊不知中药"炮甲珠"是穿山甲鳞片经过反复炮制后，质地已经脆如爆米花。穿山甲可以钻地全赖有一身坚硬如铁的鳞片，没有经过炮制的穿山甲鳞片就算是磨成粉末，肉质胃肠也无法消受。其实，穿山甲鳞片的成分与人的指甲的成分是一样的。犀牛角、羚羊角……的成分也与穿山甲鳞片粉一样。笔者已经见过有好几个患者吃过穿山甲鳞片粉后，胃痛、大便不通、食欲不振等诸多症状，停吃穿山甲鳞片粉末后才稍稍缓解，但还是用了很长的时间才把脾胃调理过来。

7. 生吞活剥癞蛤蟆

这个偏方是每天一蟾蜍（癞蛤蟆）煲汤，喝汤吃肉。或者把癞蛤蟆磨成粉末吞吃，传说可以防癌治癌。曾经有一患骨癌的女孩子，在到笔者处诊治时，已经吃了有半个月了，也就是吃了10余只癞蛤蟆了！直吃到小姑娘听到青蛙叫都恶心欲吐。

很显然该偏方、秘方源自中药蟾酥的抗癌效用。然中药蟾酥是取自癞蛤蟆耳后腺及皮肤腺所分泌的白色浆液制成，用量0.015～0.03克，多入丸、散用。并不是使用癞蛤蟆整体，更不是吃一只癞蛤蟆这么多。正所谓，一知半解害死人。

偏方、秘方还有现代的，比如蒿甲醚、维生素B_{17}、胡萝卜汁、柠檬汁、海带煮酒以及酵素防癌、玛卡壮阳等，不一而足。这些食物就算在防癌治癌上有一定的作用，但是如果依靠它们中的某一种成分就能防治各种癌症，绝对是毫无道理。

点评

类似这样的既无厘头又不专业的防癌抗癌偏方、秘方多如牛毛，不知道有多少人上当受骗，使用后造成了肝、肾功能损害，无病也吃出病来，有病更加重病情，因此而中毒死亡的事例时有发生，大家千万不要以讹传讹。

名人"养生经"，防癌又长寿

这是一则在微信朋友圈疯转的，据说是大名鼎鼎的风云人物、80岁老院士首次公开的"养生经"。笔者逐条看过后，感觉该"养生经"总结得倒是很全面，简直是面面俱到，并逐条判定该"养生经"中的各条经验基本正确，没有原则谬误。不管是不是出自名人，能够健康养生，自然就能够防癌抗癌。

（1）生活作息正常，晚上11:00之前睡觉，早上7:00起床，

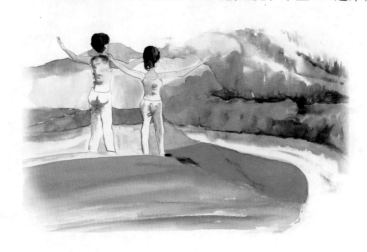

中午小睡半小时。

点评：早上7:00起床似乎是晚了点，特别是对于上班一族来说。更多的健康指南提出，早上6:00前起床较好。笔者长年早上5:00—6:00起床，详见后"笔者的日常作息时间"。

（2）饮食要做到："皇帝的早餐，大臣的中餐，乞丐的晚餐。"按照很多健康专家的倡导应该是"早餐吃饱、午饭吃好、晚饭吃少"。但现实中很多白领、上班一族却恰恰是"早餐不吃，午饭凑合，晚饭撑个饱"。长期不吃早餐容易得胆囊炎，午饭不按时吃容易得胃病。不挑食，不抽烟，不喝酒。每餐一定多吃蔬菜。

点评

重要的话要说三遍："皇帝的早餐，大臣的中餐，乞丐的晚餐。"

（3）全世界最不好的习惯是抽烟。抽烟的人，很容易导致气管炎、肺气肿或者肺心病，最后肺癌，这是抽烟死亡三部曲。

点评

名医扁鹊有六种患者不治，笔者再加一个：抽烟的患者不治。

（4）喝醉一次酒，等于得一次急性肝炎。世卫组织提出六种最不健康的生活方式中，第一是吸烟，第二是酗酒。

点评

常人控酒，患者戒酒。

（5）轻伤就要下火线。我真心地希望每一个人都要珍惜自己的健康，早防早治，轻伤就要下火线。

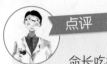

点评

命长吃得饭多，健康才能工作得更多。

（6）人不是老死的，不是病死的，是气死的。健康的一半是心理健康，疾病的一半是心理疾病。所以人一定不要当情绪的俘虏，而要做情绪的主人；一定要去驾驭情绪，不要让情绪驾驭你。记住情绪是人们健康的指挥棒，至关重要。生活中的三种"快乐"，我们要时刻牢记：知足常乐、自得其乐、助人为乐。

点评

处世三策"接受""改变""放开"，不能接受就改变，不能改变则放开。

（7）家庭不和睦，人就会生病。有的家庭小吵天天有，大吵三六九。要知道人的疾病70%来自家庭。离婚人士、丧偶人士寿命偏短，这个有科学依据。

怎么样让家庭和睦，这是一门学问，必须解决四个问题：

第一要尊敬老人；

第二要教育好子女；

第三要处理好婆媳关系；

第四，这条尤其重要，夫妻要恩爱，这是核心。

夫妻要做到"八互原则"：

互敬、互爱、互信、互帮、互慰、互勉、互让、互谅。

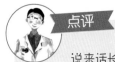

点评

说来话长，做来艰难——下定决心，必须做好。

（8）走路是非常好的锻炼方式。人很容易"死在嘴上，懒在腿上"。要坚持每天锻炼半个小时到一个小时，锻炼内容可以采取最简单的办法——走，光走路就行了，这是最简单、最经济、最有效的办法。

体质上升期（0～28岁）：要参加体育锻炼，如羽毛球、乒乓球、马拉松、游泳等活动我都非常赞成。

体质下降期（28～49岁）：少参加竞技运动，而是进行适当强度的体质锻炼。

老年体质衰退期（49岁后）：进行功能锻炼，保持功能正常。

最推荐的运动是快速步行（＞120步/分）、游泳。年长者适合练太极。

点评

健步是最佳的锻炼。

（9）请大家记住一个原则，吃植物性的东西，一定要占80%，动物性的东西只能占20%。我们现在相反了，所以很多病都来了，肥胖也来了，糖尿病也来了，痛风也来了。

点评

根据《中国老年人膳食指南》，推荐老年人每天进食量的食物体积大约是"十个拳头"，即用老年人自己的拳头作为衡量工具估计一日三餐的合理进食量。"十个拳头"就是：不超过一个拳头大小的肉类，包括鱼、禽、蛋、肉；相当于两个拳头大小的谷类，包括粗粮、杂豆和薯类；要保证两个拳头大小的奶、豆制品；不少于五个拳头大小的新鲜蔬菜和水果。

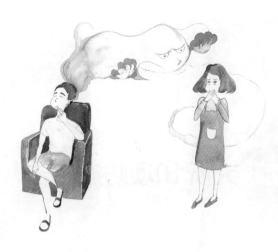

（10）男人要做到12个一

男人是家的顶梁柱，承受着更大的压力，在健康方面更加"粗枝大叶"，平均寿命要比女性少2～3岁。男同胞们每天要尽量做到下面几个一：

每周吃一次鱼，每天一个西红柿，常喝一杯绿茶，每天一把核桃，少抽一支烟，每天一瓶白开水，每天一个苹果，白酒不超过50克，常喝一杯酸奶，每天一根香蕉，多一些微笑，多一点运动。

点评

健康是自己的，尽力而为，做多少是多少，多多益善，上不封顶。保健防癌那些事儿，要靠自己的毅力，别人是勉强不来的。

美国癌症研究所10项防癌忠告

　　预防癌症之重要性，恐怕谁都知道，世卫组织和世界各国专家，都根据本国的生活方式和多发癌症，研究提出了不少预防癌症大纲。网络流传的预防癌症方法更多，办法虽多，长年坚持做到才好，别人的经验，也只是提供参考。

　　笔者经过反复的审核和对比，收集、挑选了部分具有官方或

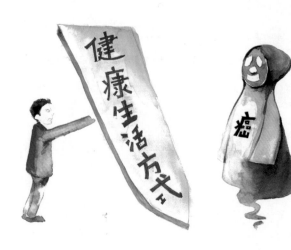

权威性、比较合理的预防癌症的指南和忠告，作为调整生活方式、防癌抗癌的参考。相信了解些必有收获，因为总有几项能够帮到你。

美国癌症研究所的专家客观、全面地分析了全球7 000余份科学文献，根据相关研究中最强有力的证据，出版了一部极具权威性的专家报道《食物、营养、身体活动与癌症预防》，提出了预防癌症的10条建议：

1. 在正常体重范围内尽可能瘦

体内的脂肪会引发高于正常水平的胰岛素、雌激素和其他激素释放到血液中，促进肿瘤的生长。超重或肥胖可增加11种癌症风险。推荐在正常的BMI范围内（18.5～23.9），尽可能保持更低的体重指数。

2. 每天至少30～60分钟适当强度的身体活动

体育锻炼可以帮助我们保持健康的激素水平、新陈代谢能力和增强免疫力，有助于降低乳腺癌、结肠癌和子宫内膜癌等肿瘤的发病风险；可降低20%的癌症死亡风险。建议每天至少60分钟的身体活动或30分钟以上的有氧运动，千万不要久坐。

3. 拒绝含糖饮料，限制摄入高热量食物

拒绝添加了过多糖和脂肪的高能量食物，有助于避免超重或肥胖导致的癌症风险。每天食用的添加糖摄入量的增高与肥胖和疾病风险增加相关。建议正常人每天糖摄入量应不超过25克，推荐喝白开水为主，不喝或少喝含糖饮料。

4. 多吃各种蔬菜和水果，每顿饭至少有2/3的植物性食物

蔬菜和水果摄入太少可导致口咽癌症、食管癌、肺癌和胃癌。建议每顿饮食至少有2/3的植物性食物（蔬菜、水果、全谷类和豆类），其中水果摄入量是300克/天以上。芹菜、苹果、胡萝卜、白菜、笋等属于高纤维食物，还富含维生素和矿物质，也是很好的钙质来源。蔬菜和水果保护体内的正常细胞不受损伤，从而减少癌症风险。

5．限制红肉摄入，避免食用加工肉制品

猪肉、牛肉、羊肉等哺乳动物肉类为红肉。WHO将红肉列为ⅡA类致癌物，将加工肉类列为Ⅰ类致癌物。有研究发现：每天多吃50克加工肉制品，癌症的发病风险会升高11%。专家建议，每周红肉摄入量不超过500克，尽量避免食用加工肉及其制品。

6．严格限制酒精摄入量

强有力的证据表明，酒精可增加乳腺癌、肠癌、肝癌、口咽癌、食管癌和胃癌6种癌症风险。控制饮酒的标准为：男性每天饮酒的酒精含量不超过30克，女性不超过15克。

7．保持低盐饮食

在食物的保存上，应选择不需要使用盐的制冷、干燥、灌装和发酵等其他技术，少吃腌制食品。建议每天盐的摄入量不超过6克。

8．不依赖营养补充剂预防癌症

健康人群服用营养补充剂抗癌防癌是一大误区，过多的营养素反而会增加癌症的发病风险。我们应当尽量从饮食中获取必要的营养素，只有在临床表现或生化指标提示营养素缺乏时，才需要考虑服用营养素补充剂。比如：怀孕期间可适当服用叶酸。

9．母乳喂养，让妈妈和孩子更健康

研究发现，母乳喂养对母亲和孩子都有好处。不仅能降低母亲罹患乳腺癌的风险，还能帮助保持婴儿的健康体重。建议在条件允许的情况下，坚持母乳喂养6个月。

10．癌症幸存者的健康生活指导

健康的生活方式可帮助癌症患者更好地康复并预防癌症复发，癌症患者应遵循专业的癌症康复建议，形成健康的膳食习惯、良好的体育锻炼

惯，达到和保持正常体重，以促进整体健康状态，改善预后，有质量地长期生存。

点评

WHO曾经发布声明认为，癌症发病因素中60%取决于个人的生活方式，而这60%的因素中，饮食习惯居于首位。美国癌症研究所的防癌10项忠告，可以参考。

日本国立癌症研究所12条防癌忠告

　　各个国家的肿瘤防治机构都参考世卫组织的防癌建议，参照本国的实际情况，相继推出了本国的防癌忠告，从各个国家、研究机构防癌指南可以看出，饮食防癌占了大部分内容，而其中又有很多是相同相似甚至是重复的，这些就是各国专家共识，也是最重要的。

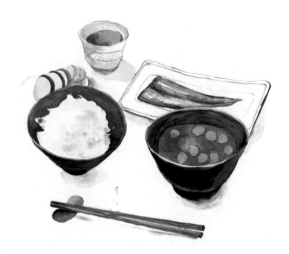

（1）饮食应注意口味和营养兼顾。

（2）克服挑食、偏食，不长期服用同一食物。

（3）美味佳肴不过量，做到饮食适度。

（4）不饮用烈性的酒，同时也要避免饮酒过量。

（5）不吸烟，吸烟者应戒除吸烟。

（6）适量摄入维生素A、维生素C、维生素E和食物纤维。

（7）注意少吃过咸或过热的食品。

（8）不吃烧焦的食物，尤其是烧焦的鱼、肉。

（9）不吃霉坏的食物。

（10）避免过度曝晒日光。

（11）节制性生活，避免劳累过度。

（12）保持居室空气流通，注意身体清洁。

点评

同属亚洲饮食系列，日本国立癌症研究所推出的防癌12条忠告，对国人也许有更多的参考意义。

中国抗癌协会防癌14条建议

在新近发布的世界癌症研究基金会（WCRF）：《食物、营养与癌症预防》中文版，中国抗癌协会从膳食和生活方式的各个方面提出了预防癌症14条建议。具体如下：

1. 合理安排饮食

每天的饮食中植物性食物，如蔬菜、水果、谷类豆类占据饭菜的2/3以上。《中国居民膳食指南（2016）》推荐：平均每天摄入12种以上食物，每周25种以上。每天摄入谷薯类食物250～400克，其中全谷物和杂豆类50～150克，薯类50～100克。

2. 控制体重

中国人的平均体质指数［BMI = 体重（千克）/身高（米）的平方］在整个成年阶段保持在18.5～23.9，避免过重和过轻。

3. 坚持体育锻炼

如果从事轻或中等体力活动的职业，每天应进行约1小时的快步走或类似的运动，每周还要至少安排1小时的较剧烈出汗运动。《中国居民膳食指南（2016）》建议：坚持日常身体活动，每周至少进行5天中等强度身体活动，累计150分钟以上；主动身体活动最好每天6 000步。

4. 多吃蔬菜和水果

吃多种蔬菜和水果，每天达400～800克，绿色蔬菜、胡萝卜、土豆和柑橘类水果防癌作用最强。每天食用5种以上果蔬，常年坚持，才有防癌作用。《中国居民膳食指南（2016）》建议：餐餐有蔬菜，保证每天摄入300～500克蔬菜，深色蔬菜应占1/2。天天吃水果，保证每天摄入200～350克新鲜水果，果汁不能代替鲜果。

5. 淀粉摄入

每天摄入的淀粉类食物应达到600～800克，如各种谷物、豆类植物类根茎，加工程度越低的越好。少吃精制糖，提供的能量应限制在总能

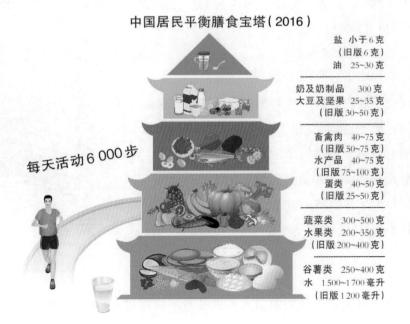

中国居民平衡膳食宝塔（2016）

盐 小于6克
（旧版6克）
油 25～30克

奶及奶制品 300克
大豆及坚果 25～35克
（旧版30～50克）

畜禽肉 40～75克
（旧版50～75克）
水产品 40～75克
（旧版75～100克）
蛋类 40～50克
（旧版25～50克）

蔬菜类 300～500克
水果类 200～350克
（旧版200～400克）

谷薯类 250～400克
水 1 500～1 700毫升
（旧版1 200毫升）

每天活动6 000步

量的10%以内。《中国居民膳食指南（2016）》建议：每天摄入谷薯类食物250~400克，其中全谷物和杂豆类50~150克，薯类50~100克。食物多样、谷类为主是平衡膳食模式的重要特征。控制添加糖的摄入量，每天摄入不超过50克，最好控制在25克以下。

6. 不提倡饮酒

如果要饮酒，成年男性应限制在25克以内，约2杯；成年女性在15克以内，约1杯（1杯的定义是啤酒250毫升，葡萄酒100毫升，白酒25毫升）。《中国居民膳食指南（2016）》建议：儿童、少年、孕妇、乳母不应饮酒。成人如饮酒，男性一天饮用酒的酒精量不超过25克，女性不超过15克。

7. 肉类食品

红肉（指牛肉、羊肉、猪肉及其制品）的摄入量应低于总能量的10%，每天应不超过90克，最好选择鱼、禽类或非家养动物的肉类为好。《中国居民膳食指南（2016）》建议：鱼、禽、蛋和瘦肉摄入要适量。每周吃鱼280~525克，畜禽肉280~525克，蛋类280~350克，平均每天摄入总量120~200克。

8. 控制油脂摄入

少吃高脂食物，特别是动物性脂肪较多的食物。植物油也应适量，且应选择含单不饱和脂肪并且氢化程度较低的植物油。《中国居民膳食指南（2016）》建议：优先选择鱼和禽。每天烹调油25~30克，每天反式脂肪酸摄入量不超过2克。

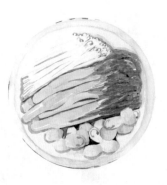

9. 限制食盐

成人每天从各种来源摄入的食盐量不应超过6克（约一啤酒盖），

其中包括盐腌的各种食品，如腌白菜、腌萝卜。《中国居民膳食指南（2016）》建议：成人每天食盐摄入量不超过6克。

10. 减少霉菌污染

应避免食用受霉菌毒素污染或在常温下长期储藏的食物，尽力减少霉菌对食品的污染。

11. 合理食品贮存

易腐败的食品在购买时和在家中都应冷藏或其他适当方法贮存。

12. 慎用添加剂

食品中的添加剂、污染物及残留物的使用含量低于国家所规定的水平时，它们的存在是无害的，但是乱用或使用不当可能影响健康。

13. 烹调方式

不要吃烧焦的食物，直接在火上烧烤的鱼、肉和腌肉、熏肉只能偶尔食用。《中国居民膳食指南（2016）》选择新鲜、卫生的食物和适宜的烹调方式。

14. 营养补充剂

大多数人在饮食基本遵循以上建议的前提下，可以不用营养补充剂；补充剂对于减少癌症的危险性或许没有多少帮助。

点评

中国抗癌协会（CACA）是具有独立法人资格的肿瘤学科国家一级学会。如果你是地地道道的中国人，执行中国抗癌协会的防癌14条建议比较合适。当然除了上述14条建议外，中国抗癌协会还建议：不吸烟和不嚼烟草，不鼓励以任何形式生产、促销和使用烟草。

美国癌症协会防癌指南39条问答

在各国林林总总的"防癌忠告"中，最详细、最全面的，莫过于美国癌症协会的《防癌指南》。美国癌症协会的专家们从最新的权威研究中整理出《防癌指南》，以回答问题的形式，解答人们对饮食防癌的疑问，平均每5年更新发布一次。

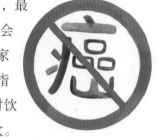

1. 饮酒会增加患癌风险吗?

会。饮酒会增加人们患口腔癌、咽癌、喉癌、食管癌、肝癌、乳腺癌、结肠癌和直肠癌的风险。即便每周的饮酒量很少，也可增加女性患乳腺癌的风险，饮酒人士应该严格限制酒的摄入量。

点评

控制饮酒量。

2. 抗氧化剂与癌症有什么关系？

很多蔬菜和水果都含有抗氧化剂，研究显示食用它们可能会降低人们患某些癌症的风险。但是，这一结果并不一定是抗氧化剂的作用，因为这些食物中还含有很多其他物质。对于减少患癌风险，目前最佳的建议是通过天然食物而不是营养补充剂来获取抗氧化物质。

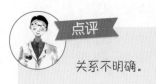

点评

关系不明确。

3. β-胡萝卜素能降低患癌风险吗？

食物来源β-胡萝卜素最丰富的来源是绿叶蔬菜以及黄色或橘色的水果（如胡萝卜、菠菜、生菜、马铃薯、番薯、西兰花、哈蜜瓜和冬瓜）。虽然食用含β-胡萝卜素的蔬菜和水果可能帮助预防癌症，但是人们应该避免服用含大量β-胡萝卜素的人工合成补充剂。尤其是吸烟者，因为那样反而会增加他们的患癌风险。

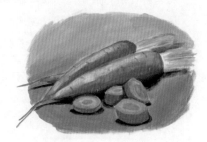

点评

天然有益，人工有害。

4. 钙与癌症有关吗？

许多研究表明，高钙食物（牛奶、海带、虾皮、黑木耳、豆制品等）可能有助于降低结直肠癌风险，钙补充剂也能适当地减少结直肠息肉的复发。但是，摄入过多的钙可增加男性患前列腺癌的风险。

适量有益，过多有害。

5. 喝咖啡会致癌吗?

不会。目前尚没有证据证明咖啡或咖啡因会增加癌症风险。

最新资讯：世卫组织下属的国际癌症研究机构（IARC）发布新近研究报告称，没有证据显示咖啡能够致癌，相反可以降低患上某种类型癌症的风险，从而推翻了该机构在1991年做出的有关咖啡可能致癌的论断。但该机构警告称，饮用任何"滚烫"的饮料——指温度超过65摄氏度，都有可能导致食管癌，是温度而不是饮料本身造成的问题。IARC表示，目前还不能证明咖啡是"安全的"，只能说现有的科学数据支持有关咖啡不太可能导致某种癌症的理论。

建议：咖啡不宜长期嗜喝、上瘾，需要借用咖啡提神者可以茶代替。

6. 口服的膳食补充剂能降低癌症风险吗?

不能。对于存在特殊情况的人们，适量的膳食补充剂是有益的，例如孕妇、育龄女性和需要限制饮食摄入的人群。但没有证据表明服用膳食补充剂能降低癌症风险。

按需食用。

7. 能否从营养补充剂中获得与蔬菜、水果同等的营养价值？

不能。天然食物中含有一些重要的化合物，而膳食补充剂中则没有。因此，天然食物才是维生素和矿物质的最佳来源。

点评

天然食物最佳。

8. 少吃脂肪会降低癌症风险吗？

一些研究发现，在饮食习惯中含有高脂肪食物的国家，其国民患乳腺癌、前列腺癌、结肠癌和其他癌症的风险更高。但是，脂肪摄入与癌症风险之间的关系需要更进一步的研究证明。

点评

高脂肪对人体有害。

9. 膳食纤维能降低癌症风险吗？

豆类、蔬菜、全谷类和水果是膳食纤维的优质来源。最新研究表明，膳食纤维可降低某些癌症的风险，尤其是结直肠癌。

点评

膳食纤维可以降低患癌症风险。

10. 吃鱼能预防癌症吗？

鱼肉富含 ω-3 脂肪酸。一些动物实验发现 ω-3 脂肪酸可以阻止癌症的形成或减慢癌细胞的生长，但是尚不清楚这些脂肪酸是否会降低人类的癌症风险。

点评

吃鱼有很多益处。

11．叶酸能降低癌症风险吗？

叶酸是一种天然的B族维生素，很多蔬菜、豆类、水果、全谷类食品中都含有叶酸。20世纪90年代开展的研究表明，缺乏叶酸可能会增加人们患结直肠癌和乳腺癌的风险，对饮酒人群来说尤其如此。

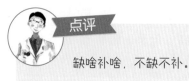

点评

缺啥补啥，不缺不补。

12．大蒜能降低癌症风险吗？

研究表明，大蒜可以降低结直肠癌的风险，大蒜和其他葱属植物（青葱、蒜、洋葱、韭菜等）可以被列入能够降低癌症风险的推荐蔬菜目录当中。

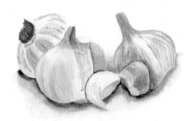

点评

大蒜可以吃些。

13．转基因食品安全吗？

目前尚没有证据证明转基因食品会增加或降低癌症风险。但是，缺乏证据并不意味着证明了其安全性。由于人们接触转基因食品的时间还相当短，所以目前尚不知道长期食用对健康产生的影响。

点评

世卫组织认为目前尚没有证据证明转基因食品的安全和危害。

14. 辐照食品会致癌吗?

不会。辐照食品指的是利用辐照加工帮助保存食物,辐照能杀死食品中的昆虫以及它们的卵及幼虫,没有证据证明辐照食品会致癌。

点评

远离辐射。

15. 应避免食用加工肉类吗?

大量食用加工肉类可以增加人们患结直肠癌和胃癌的风险,其中部分原因可能是亚硝酸盐。应尽可能减少食用加工肉类(午餐肉、火腿等)、烟熏或盐腌肉类。

点评

已经明确为一类致癌食品。

16. 烹饪肉类方法如何影响癌症风险?

高温煎、烤、炸肉类所产生的化学物质可能会增加癌症风险。一些研究也发现,大量食肉的人群有更高的结直肠癌风险,而相对健康的烹饪方法则是文火炖、蒸、低温煮和微波炉加热肉类。

点评

少吃煎、烤、炸,多吃炖、蒸、煮。

17. 非营养性的甜味剂或糖替代品会致癌吗?

不会。

点评

还是建议少食。

18. 肥胖会增加癌症风险吗?

会。超重或肥胖与很多种类的癌症风险有关。

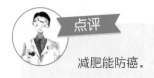

点评

减肥能防癌。

19. 橄榄油可降低癌症风险吗?

食用橄榄油可以降低心脏病的风险,但是它与癌症风险则没什么关系。

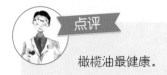

点评

橄榄油最健康。

20. 有机食品能更有效地降低癌症风险吗?

有机食品指的是生产和加工过程中不使用化学农药、化肥、化学防腐剂等合成物质,也不用基因工程的食品。目前尚没有证据表明有机食品能更有效地降低癌症风险。

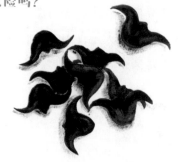

大爱有机食品。

21. 食品中的杀虫剂和除草剂会致癌吗?

虽然食品中残留的低剂量杀虫剂和除草剂对人体健康的危害很大,但目前尚没有证据表明它们会增加癌症风险。

能杀虫除草就有害身体。

22. 增加体育活动会降低癌症风险吗?

会。对于进行适量或大量体育运动的人群来说,患某些癌症如乳腺癌、结肠癌、子宫内膜癌和晚期前列腺癌的风险会更低。

生命在于运动。

23. 植物化学物能降低癌症风险吗?

植物化学物指的是由植物产生的多种化合物,包括类黄酮(见于大豆、鹰嘴豆和茶)、类胡萝卜素(见于冬瓜、南瓜、香瓜和胡萝卜)、花青素(见于茄子和红球甘蓝)和硫化物(见于大蒜和洋葱)。虽然食用蔬菜和水果能够降低癌症风险,但是尚没有证据表明植物化学物与此有关。

还是天然的好。

24. 高盐饮食会增加癌症风险吗?

虽然食用大量用盐腌泡的食品(泡菜、咸鱼、腌肉等)增加了人们患胃癌、鼻咽癌和喉癌的风险,但没有证据表明其他食物中的盐会对癌症风险产生影响,高盐饮食会增加人们患高血压和心脏病的风险却是不争的事实。

点评

盐腌泡的食品有害。

25. 硒能降低癌症风险吗?

硒是一种矿物质,对人体的抗氧化防御机制有帮助,广泛存在于肉类、紫薯、蘑菇、虾类、蛋类和大蒜等食物之中。可目前尚无足够的证据证明硒可降低癌症风险。

点评

硒产品有一定的益处。

26. 大豆制品能降低癌症风险吗?

会。有越来越多的证据表明食用传统大豆制品(比如豆腐)可能会降低人们患乳腺癌、前列腺癌或子宫内膜癌的风险。

点评

植物性激素可以竞争性抑制动物性激素的致癌作用。

27. 糖会增加癌症风险吗?

糖与癌症风险没有必然的联系,而糖摄入量过高却可能会促进肥胖,从而间接增加癌症风险。

糖多有害。

28. 喝茶能降低癌症风险吗?

不能。

目前尚无足够的证据证明茶能抗癌，但常饮淡茶有益健康是共识。

29. 反式脂肪会增加癌症风险吗?

反式脂肪（人造黄油、酥油等）会提高血液中的胆固醇含量和增加心脏病风险，但与癌症风险之间没有显著的联系。

脂肪多了有害。

30. 姜黄和其他香辛料会降低癌症风险吗?

常见的香辛料包括姜、胡椒、花椒、月桂、肉桂、丁香、茴香等，目前尚不清楚香辛料对癌症等疾病的影响。

少吃香辛料。

31. 吃蔬菜和水果会降低癌症风险吗?

会。综合已有的全部证据表明,吃蔬菜和水果会在一定程度上降低包括肺癌、口腔癌、喉(咽)癌、食管癌、胃癌、结直肠癌在内的癌症风险。

点评

每天蔬菜和水果各500克。

32. 新鲜、冷冻和罐装的蔬菜和水果的营养价值有区别吗?

有区别。通常情况下,新鲜食品被认为具有最高的营养价值,但是冷冻食品一般是在成熟时采摘并被迅速冷冻起来,营养损失其实并没有人们想象得那么大。而由于罐装食品加工必须使用高温,会损失很多热敏性和水溶性的营养素。此外,罐头中常配有浓糖浆和高含量的盐,所以营养价值很低。

点评

多吃新鲜,少吃加工。

33. 烹饪会影响蔬菜的营养价值吗?

会。长时间煮和油炒都会让蔬菜损失大量的营养物质。而用微波炉或蒸汽烹饪,以及食用生鲜蔬菜(如沙拉)则是保留蔬菜营养成分的最佳方法。

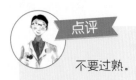

点评

不要过熟。

34. 应该把蔬菜和水果榨汁饮用吗?

榨汁有助于人体吸收蔬菜和水果中的营养,对于咀嚼或吞咽困难的人群来说更是如此。但是果蔬汁含有的纤维较少,相比完整的蔬菜和水果来说,喝榨汁不太容易填饱肚子。

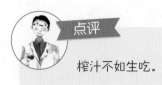

点评

榨汁不如生吃。

35. 只吃素食可以降低癌症风险吗?

虽然素食可能有助于降低癌症风险的假设有一定的合理性,但目前尚没有证据表明只吃素食是否会更有助于预防癌症。

点评

只吃素食可以降低癌症风险有待进一步研究。

36. 维生素A会降低癌症风险吗?

维生素A是维持人体组织健康的必要营养物质,多存于哺乳动物及咸水鱼的肝脏中,而胡萝卜中含有大量的β-胡萝卜素,摄入人体消化器官后也可以转化成维生素A。但研究表明,服用高剂量维生素A人工补充剂反而会增加吸烟者和戒烟者患肺癌的风险。

点评

缺啥补啥,不缺不补。

37. 维生素C会降低癌症风险吗?

维生素C常见于多种蔬菜和水果,尤其是橘子、葡萄柚和辣椒,许多研究认为摄入富含维生素C的食物有助于降低癌症风险。

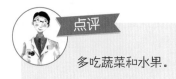

点评

多吃蔬菜和水果。

38. 维生素D会降低癌症风险吗?

越来越多的研究证据表明,维生素D可能有助于预防结直肠癌,但目前得到的证据无法证明维生素D与其他癌症的联系。维生素D的获取方式有3种:①通过皮肤暴露于紫外线(UV)辐射下获取;②通过牛奶和谷类等食品获取;③通过服用维生素D补充剂获取。

点评

缺啥补啥,不缺不补。

39. 维生素E会降低癌症风险吗?

富含维生素E的食物有:果蔬、坚果、瘦肉、乳类、蛋类、压榨植物油、柑橘皮等。虽然含有维生素E的食品已被证明能降低心脏病风险,但是它与癌症风险之间的关系尚不明朗。

点评

重要的话要说3遍,缺啥补啥,不缺不补。

预防癌症要忌口

忌口是指疾病期间对某些食物的禁忌，是食疗学的重要内容，对于预防癌症具有非常重大的意义。祖国医学很注重忌口，对此有丰富的经验和总结。最早的医学经典著作《黄帝内经》就已经记载了食物的"五味所禁"。

癌症的发病与饮食有密切关系，预防癌症要忌口的重要性毋庸置疑，癌症患者更需要精心、细致、周到的饮食调养，才能稳定病情，配合治疗，加快康复。癌症由于病种多，忌口复杂，医生在诊疗时又难于用三言两语讲清楚，所以在患者中容易造成混乱。

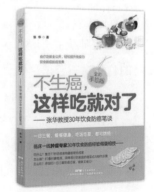

所谓忌口在这里就是"避忌""少吃"的意思，只是更容易为普通老百姓接受和记忆，忌口的总的原则是：能忌就忌，忌不了就尽量少吃。

预防癌症要忌口应遵循以下主要原则：

忌霉变、污染、腌制食物，如霉花生、霉黄豆、臭豆腐、咸鱼、腌菜等。常温下贮存时间过长的食物，可能受到真菌毒素污染，应避免食用。易腐败的食品在购买时和在家中都应冷藏或其他适当方法进行储藏保鲜。

忌烟、限酒。虽然吸烟不是膳食行为，但是任何癌症的预防都不能忽视吸烟的危害，现在越来越多的科学研究结果表明，吸烟行为与癌症的发生息息相关；尽量减少酒精的摄入量。

忌烟熏、火烤和油炸的食物，特别是烤煳焦化了的食物。蛋白质和脂肪在烧、烤、煎、炸等高温过程中可产生有致癌作用的杂环胺类物质，长期食用易得癌症。因此烤鱼、烤肉时应避免肉被烧焦。

忌暴饮暴食和高脂油腻食物，如肥肉、油炸食品。

忌辛辣刺激性食物，如花椒、辣椒、桂皮等。

忌多骨刺、粗糙坚硬、黏滞不易消化的食物。

忌味重、过酸、过甜、过咸、过冷、过热以及含气过多食物。

预防胃癌忌食狗肉、熏制食品、刺激性调料，忌暴饮暴食，硬撑硬塞。

预防食管癌忌食过热饮料、酒。

预防大肠癌忌酒精、加工肉类、动物脂肪，忌食用过于精细而缺乏粗纤维的食物，忌易引起便秘的食物。

预防乳腺癌忌刺激性食物，忌动物脂肪及酒，忌含雌激素的美容品和保健品。

预防肺癌忌烟酒，忌刺激性、油煎、烧烤等热性食物和油腻、黏滞生痰的食物。

预防肾癌少吃羊肉、狗肉、咸食、烟酒及辛辣食品。

预防前列腺癌忌食含雄激素的食物，如海马、鹿茸、韭菜及韭黄。

预防胆囊癌忌食高脂肪、油炸食品和酒，并避免暴饮暴食。

预防肝癌忌食硬、油炸、刺激性食品和酒。

点评

向左走，向右走？癌症向左，健康向右，预防癌症，就是这么简单！

素食可以防癌抗癌

　　需要声明的是：笔者并不是素食者，本书中对素食的评价都是基于科学研究结论整理归纳。据国外的研究证明：肉食是致癌因素之一，特别是长期肉食、嗜食肉食者。英、美两国的科学家发现：肉食者肠内所含的微生物与消化液发生作用时，产生的化

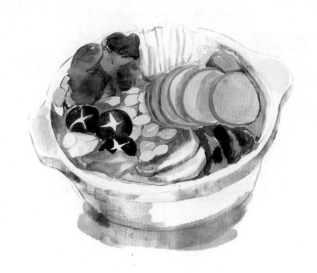

学物质被认为会导致癌症。与此相反的研究结果是，大量统计数据说明素食者较少患癌症。

美国最近以5万名素食者为对象的一个研究报告在癌症研究领域引起巨大震动，这个报告指出：这群素食者罹患癌症的比例之低，相当令人惊讶，他们与吃肉或（和）吃鱼的群体相比，很少患癌症，与同样年龄及性别的人比较，各类癌症在这群人身上发生的比例显著地减少了。

牛津大学英国癌症研究中心进行了一项大规模的比较研究，结果显示：素食者患癌症的概率比肉食者低12%，素食者患胃癌和膀胱癌的风险较低。区别最明显的是血液系统的癌症，如白血病、多发性骨髓瘤、非霍奇金淋巴瘤，素食者患这些疾病的风险比肉食者低45%。

德国癌症研究中心经过11年的观察，发现素食者患癌症的可能性较普通人少25%，而高脂肪饮食摄入的人患癌症的可能性则比常人高出一倍，因为脂肪促使胆酸分泌增加，容易导致肠癌。

类似的统计资料还有许多，都说明了素食者患癌症的概率较低。更多数据统计资料揭示，素食者患其他疾病的概率也较低。

这是由于素食者的营养来源只能来自于蔬果、豆类，素食者进食的蔬菜数量常常超过肉食者，而许多蔬菜都具有防癌抗癌的功能，所以素食者能够获得更多的抗癌因子。

点评

素食者患癌症的概率较肉食者低。

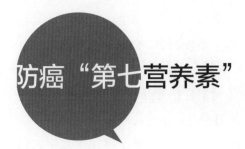

防癌"第七营养素"

众所周知，蛋白质、脂肪、碳水化合物、矿物质、水和维生素是人体所必需的六大营养素。但现代医学已证明，膳食纤维也是人体健康不可缺少的营养素。

膳食纤维是一种多糖，既不能被胃肠道消化吸收，也不能产生能量。因此，曾一度被认为是一种"无营养物质"，长期得不到足够的重视。在膳食构成越来越精细的今天，膳食纤维倍受关注，人们认识到将人体无法消化吸收的膳食纤维排除在营养素之外是不科学、不合理的。

深入研究人们逐渐发现：膳食纤维具有相当重要的生理作用。由于膳食纤维不能被胃肠道消化吸收、不产生能量的特点，帮助人们带走了体内大量的有害物质，对预防肥胖症、糖尿病、大肠癌起着举足轻重的作用，并被营养学界补充认定为和传统的六类营养素并列的第七类营养素。

已知膳食纤维的作用：①抗腹泻作用，如树胶和果胶等；②预防某些癌症，如肠癌等；③治疗便秘；④解毒；⑤预防和治疗肠道憩室病；⑥治疗胆石症；⑦降低血液胆固醇和甘油三酯；⑧控制体重；⑨降低成年糖尿病患者的血糖。

膳食纤维，这曾被人遗忘和抛弃过的"第七营养素"，虽然其当今在健康天平上举足轻重的作用而格外耀目，但它并不稀少。它广泛存在于我们日常普普通通的食物之中，青豆、小扁豆、土豆、玉米、青菜（尤其是韭菜与芹菜）、各种水果（尤其是苹果）等食物中，就蕴藏着丰富的膳食纤维。

膳食纤维分为可溶性膳食纤维和不可溶性膳食纤维两大类，"纤维可溶不可溶，保健功用各不同"。二者均有很强的防癌抗癌作用。

可溶性膳食纤维来源于果胶、藻胶、魔芋等。魔芋盛产于我国四川等地，主要成分为葡甘聚糖，是一种可溶性膳食纤维，能量很低，吸水性强。很多研究表明，魔芋有降血脂和降血糖的作用及良好的通便作用；可溶性纤维在胃肠道内和淀粉等碳水化合物混合在一起，并延缓后者的吸收，故可以起到降低餐后血糖的作用。

不可溶性膳食纤维最佳来源是全谷类粮食，其中包括麦麸、麦片、全麦粉及糙米、燕麦全谷类食物、豆类、蔬菜和水果等。不可溶性膳食纤维对人体的作用首先在于促进胃肠道蠕动，加快食物通过胃肠道，减少吸收，另外不可溶性膳食纤维在大肠中吸收水分软化大便，可以起到防治便秘的作用。

当人们过多地摄入并吸收含有高蛋白、高脂肪等精细食物时，就可致大便秘结，从而使大肠杆菌与一些有害物质在粪便内的繁殖增多，并产生硫化氢等有毒物质，使人产生便秘。便秘看似小事，实则不小，不但可导致痔疮、便血与肛裂等一系列疾病，同时大便长期反复停滞在大肠内，一些有毒有害的物质长期刺激大肠壁，易使人发生大肠癌。

食用一定量的膳食纤维后，它进入小肠，会把脂肪、胆固醇等排挤走，使小肠尽可能少吸收些脂肪与胆固醇，这样使得肠道能保持正常的蠕动，而令大便通畅。而脂肪与胆固醇的吸收减少，又能大大地遏止血脂的增高，从而有力地保护了心血管，防止动脉硬化与冠心病的发生。

点评

日常饮食中，富含膳食纤维的食物主要是五谷杂粮（粗粮）和非淀粉类蔬果。非淀粉类蔬果有：包括绿色叶菜、西蓝花、秋葵、茄子及油菜等，根茎类的包括萝卜、胡萝卜、甘蓝类，但不包括土豆、山药、甘薯、木薯。

通常说的五谷是指：稻谷、麦子、大豆、玉米、薯类，我们同时也习惯地将米和面粉以外的粮食称作杂粮。粗粮是相对我们平时吃的精米、白面等细粮而言的，主要包括谷类中的玉米、紫米、高粱、燕麦、荞麦、麦麸以及各种干豆类，如黄豆、青豆、赤豆、绿豆等。五谷杂粮包括粗粮。

常食富含膳食纤维的食品，不仅能预防肥胖、高脂血症、糖尿病，还可以预防癌症。一举多得，何乐而不为？

蔬果降低癌症风险的3项研究

2002年5月，世卫组织会员国要求世卫组织在慢性病负担不断加重的前提下制定饮食、身体活动与健康全球战略。在制定战略的一系列区域协商会期间，会员国向世卫组织强调了与它们积极主动合作的重要性，以便增加水果和蔬菜的食用量。

2004年5月，第五十七届世界卫生大会认可了世卫组织的饮食、身体活动与健康全球战略。该战略为会员国及其他利益攸关方提出了一套全面的政策方案，如得到充分实施，将导致显著减少慢性病及其常见高危因素，包括水果和蔬菜食用量过少的问题。

根据第五十七届世界卫生大会委派的任务以及食用水果和蔬菜的已知益处，世卫组织力图积极促进在世界范围内提高水果和蔬菜的摄入量，尤其是在发展中国家。把食用水果和蔬菜作为国家慢性病预防工作和学校卫生规划的一部分是一项核心目标。

蔬菜是最佳的防癌食物，在膳食、营养与癌症的关系研究中，蔬菜和水果的保护作用最具有说服力。食用黄色和深绿色蔬菜，可使癌症发病率下降20%，其中对喉癌、食管癌、肺癌、胃癌、结肠癌、直肠癌、乳腺癌和膀胱癌的预防作用最为明显。

3项最新研究都强调多吃水果和蔬菜，研究结果显示：多吃水果和蔬菜，能帮你避开许多癌症。这些研究都发表于美国癌症研究协会的年会上。学术研究让人深涩难懂，以下以较为通俗的语言，诠释这3项最新研究的结论。

1．第一项研究：黄酮醇降低胰癌的风险

在一项针对183 518名男女所做的研究显示，吃富含黄酮醇的苹果、莓果、甘蓝和花椰菜，有助于降低胰腺癌的风险，尤其是对抽烟者有益。

胰腺癌进展速度快、死亡率高，有"新晋癌王"之称。任职于德国著名人类营养机构的Nothlings医师的研究显示：吃大量黄酮醇的人，罹患胰腺癌的风险比吃黄酮醇少的人要少23%；而比几乎不吃黄酮醇的人要少59%——超过一半！

黄酮醇属于抗氧化物的一种，普遍存在于植物类食品中。3种主要的黄酮醇是：五羟黄酮，在葱和苹果中含量最多；山奈醇，存在菠菜和一些甘蓝菜中；杨梅黄酮，主要存在于红洋葱和莓果中。

西雅图癌症研究中心的Alan Kristal医师表示，虽然研究结果支持要吃蔬菜的建议，但富含黄酮醇的饮食并不能避免吸烟者罹患胰腺癌。因为抽烟会使得罹患胰腺癌的风险增加一倍，而且不论你吃多少沙拉，都不能改善风险。

2．第二项研究：蔬果降低头颈部癌症风险

这是一项50余万名50岁以上的年长者的饮食追踪调查研究。结果显示，不管你现在每天吃多少份蔬果，只要再多吃两份水果和蔬菜，就能减少罹患头颈癌的风险。

在此之前，已经有几项研究显示，蔬果也许能降低头部和颈部癌症的

风险，但因为研究人员根据已经罹患
癌症的人回想他们几年前的饮食习
惯，而得出的初步结果。

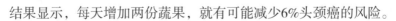

本次研究美国国家癌症协会的研究
人员调查了490 802名美国退休人员协会会
员的饮食习惯，并追踪5年。在这5年期间，有
787人罹患头颈癌。

结果显示，每天增加两份蔬果，就有可能减少6%头颈癌的风险。

备注：一份蔬果量约80克，相当于一个新鲜水果，或6盎司果汁或1杯
多叶性蔬菜汁。

3. 第三项研究：椰菜能遏制乳癌散播

洛杉矶加州大学Erin HsuD研究结果显示，十字花科蔬菜花椰菜和大豆
能预防乳癌和卵巢癌。实验显示这些蔬菜被胃酸分解产生的二聚吲哚已经
被开发用于预防及治疗乳癌的医药中间体和保健品。能减少两种蛋白质的
产生，而这两种蛋白质又是癌症扩散所需要的必需蛋白质。

点评

多吃水果和蔬菜，能帮你避开许多癌症。

1. 吃"鲜"。

多项国际研究指出，多吃新鲜食物有助于防癌。世界癌症研究基金会发现，多吃新鲜水果和蔬菜可降低咽癌、喉癌、食管癌

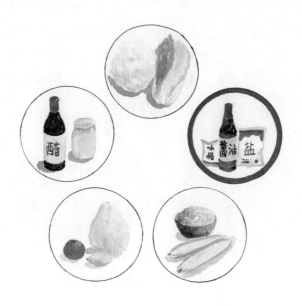

等多种癌症的发生概率。

新鲜果蔬所含的抗氧化剂、类胡萝卜素、维生素C、类黄酮类化合物以及其他活性成分有抗癌之效。尤其是十字花科蔬菜，含醌和酚。醌可冲淡致癌物质并加速排出体外。酚可阻止癌细胞代谢。

人们每日应至少吃400克不同种类新鲜果蔬，最好包括红、绿、黄、紫等颜色。相反，久放霉变的食物千万别吃。花生、大豆、米、面等发霉后，可产生强致癌物黄曲霉素，可导致肝癌、胃癌等。另外，尽量别吃隔夜菜，放置时间超过8～10小时的菜往往含有亚硝酸盐，加热次数越多含量越多。

2. 吃"淡"。

高盐饮食与胃癌的发生有着密切关系。日本癌症中心研究所针对4万名中年人进行为期11年的随访发现，对男性而言，食盐多者患胃癌风险比食盐少者高一倍，而在女性中，食盐多者患胃癌风险也显著高于食盐少的人。研究者表示，这是因为人体食用过量高盐食物后，食盐的高渗透压会对胃黏膜造成直接损害，随之发生一系列病理改变。高盐的腌制食物中含有很多亚硝酸盐，可与食物中的胺结合成亚硝酸胺，具有极强的致癌性。

建议大家每人每天吃盐不超过5克。烹调时还要注意"隐性盐"的存在，比如味精、酱油、酱料、调味包中也含盐，需要控制用量。

除少吃盐，清淡饮食还应控制吃肉量。美国国家科学院报告指出，脂肪与癌症关系最为密切，特别是乳腺癌、大肠癌与前列腺癌。世界癌症研究基金会建议，每周畜肉和禽肉摄入量要少于500克，尽可能少吃加工肉制品。

3. 吃"粗"。

食物中缺乏膳食纤维是近年来癌症患者增多的重要原因之一。各种粮食本来都是膳食纤维的来源，但受到加工的影响，加工越精细，膳食纤维损失越多。所以人们最好刻意吃点"粗"。

富含膳食纤维的食物包括：黑米、玉米面、莜麦面、鲜玉米、小米等主食；香菇、金针菇、毛豆、蚕豆、大蒜、茭白等蔬菜；石榴、桑葚、梨、猕猴桃、鲜枣等水果；黑芝麻、松子、干杏仁、干核桃等坚果。膳食纤维进入体内后，可刺激胃肠道蠕动，促进排便，减少肠道吸收致癌物，预防大肠癌。

值得推荐的是，豆类脂肪少，纤维多，不仅可有效降低患子宫内膜癌风险，由于含较多抗氧化物质，还能预防乳腺癌。

粗粮中还含有丰富的钙、镁、硒等微量元素和多种维生素，可促进新陈代谢，增强体质。其中，硒是一种抗癌物质，可与体内各种致癌物"绑在一起"，通过消化道排出体外。

建议大家在日常饮食中适当增加粗粮的摄入量。比如把莜麦面、玉米面和面粉掺在一起，做成杂面馒头或面条；把红小豆、绿豆混在一起煮杂豆粥。但要注意不论哪种粗粮都以蒸煮等少油、少盐的烹饪方法为佳。

4. 吃"苦"

不少人排斥带点苦味的食物，殊不知，苦味食物有很好的防癌功效。柠檬、柑橘、西柚、葡萄柚等水果都有点苦味，因为它们含有一种叫作"柠檬苦素"的物质。柠檬苦素是一种化学物，通常存在于成熟的果实里，柠檬类果实中含量尤多。

多年研究发现，柠檬苦素在增强免疫力方面功效明显，可帮助癌症患者增强抵抗力。美国研究发现，食用柑橘或橘子汁就可吸收柠檬苦素，对口腔癌、肺癌、乳腺癌、胃癌等有预防作用。柑橘类水果还含有多种黄酮类物质和类胡萝卜素，也有防癌作用。

美国研究还发现，食物中的其他天然苦味物质也有一定保健作用。比如柠檬和柚子中的柚皮苷，茶里面的茶多酚，以及红酒和巧克力中的多酚，它们都是有助于预防癌症和心脏病的成分。苦瓜中的奎宁精能提高人体免疫力，帮助控制血糖。所以，防癌饮食必须吃点苦。

5. 吃 "酸"。

醋是中国老百姓厨房中最普通的调味品，含多种氨基酸和有机酸。研究证实，食醋中含有一种酶，具有杀菌作用，能抑制癌细胞生长，降低黄曲霉素的强致癌性。此外，醋还能预防高血压、高血脂、高血糖，减轻疲劳等。

烹饪中很多时候适合放醋，既健康又美味。比如炒土豆丝、炒豆芽、炒藕片时放点醋，能让菜肴脆嫩爽口；炒紫甘蓝时，放点醋能让菜肴颜色更鲜艳；蒸鱼、炖排骨时放点醋，促进骨头中的钙溶解出来，利于人体吸收。

除了醋，酸奶也是常见的酸味食品。美国研究证实，常喝酸奶可抑制癌症。究其原因，研究人员认为，乳酸有助于抑制大肠杆菌等有害细菌滋生，并能吞噬致癌物质，削弱其致癌性。

酸奶虽好但不能过食，成人每天喝酸奶不超过400克，除非是钙需求量很大的孕妇、乳母或发育期青少年。胃酸过多者应避免饭前喝，空腹喝酸奶可促进排便，适合便秘者，相反，腹泻者则不适合，普通人饭前饭后均可。

点评

鲜、淡、粗、苦、酸，对于吃货来说，这真不是美食，长期坚持吃有困难，只要对身体健康有好处，能够防癌抗癌，吃点 "苦"，那就不是个事儿。

防癌食品这样吃效果好

　　如此多的防癌食品，应该如何吃呢？笔者认为这样吃的防癌效果会比较好：

　　（1）苹果：每天吃上一个苹果。据研究发现，苹果中所含维生素C在体内可阻碍致癌物质亚硝胺的生成，破坏癌细胞增生时产生的某种酶活性，甚至能让已生成的癌细胞转化为正常细胞。

　　（2）玉米：每周吃上一根玉米。玉米不但能防治高血压、动脉硬化、泌尿结石等病症，并具有抗癌作用。据美国医学界认证，玉米中含有大量氨基酸，对抑制癌症有显著效果。另外，玉米中的谷胱甘肽，在硒的参与下生成谷胱甘肽氧化酶，还能使化学致癌物质失去活性。

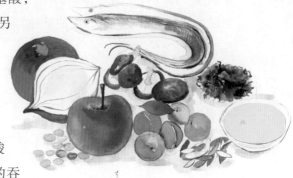

　　（3）酸梅：应常吃酸梅。酸梅能增强白细胞的吞

噬能力，提高机体的免疫机能，辅助治疗阴茎癌、宫颈癌。

（4）香菇：每周吃上两次以上的菇类，香菇是一种有益健康并具有抗癌作用的食品，其中最突出的是香菇。因为香菇多糖能增强细胞免疫和体液免疫，有类似于补气的作用。多吃不容易患感冒与癌症；其中猴头菇由中国药学界制成猴菇菌片，被用于预防和治疗胃癌、食管癌等。

（5）洋葱：每周吃上3次以上的洋葱。动物实验表明，这类蔬菜包括大蒜、大葱等能预防结肠、胃、肺和肝等脏器的癌症。其中所含的硫化物能激活人体的免疫功能，可以干扰癌细胞的扩散，从而有助于战胜癌症。

（6）带鱼：每周吃上一次以上的带鱼。现代医学研究证实，带鱼银色粉末状的细鳞含有大量的蛋白质、无机盐和油脂，是合成抗癌药品六硫鸟嘌呤的主要原料，也是治疗急性白血病等癌症的有效药物。

（7）海带、紫菜：每周吃上一次以上的海带或紫菜汤。现代医学研究证实，海带、紫菜及裙带菜等海藻类食品都具有一定的抗癌作用。研究海藻类发现，癌症患者的血液多呈酸性，而海带含钙量较高，能调节和平衡血液的酸碱度，起到防癌的作用，同时，它所含有的纤维素不易被消化，吃后能增加大便量，促进肠内某些致癌物的排泄，有助于人体防癌保健。

（8）大豆：经常喝大豆类养生粥或者豆浆，据说大豆含有5种抗癌物质，而且大豆富含植物蛋白。

（9）蜂乳：常饮蜂乳，据近年来国内外专家的研究报道，在蜂乳中，新发现一种特殊的蜂乳酸，其具有明显的防治癌症效果。

（10）茶叶：要养成每天喝淡茶的好习惯。据报道，有人将茶叶拌于饲料中，喂给身上有癌细胞的小白鼠，结果发现3周后癌细胞受到抑制有所减少。另据报道，茶叶中的某种物质经血液循环可抑制全身各部位的癌细胞。

点评

防癌食品有许多，多样吃、杂着吃才是最好。单一防癌品过量吃反而是偏食，也就失去了防癌的意义。

最强防癌抗癌食物排行榜

　　具有能够防癌、抗癌作用的食物很多，也有很多所谓的"抗癌食物排行榜"，但不知道究竟哪个"排行榜"才具有权威性，也有众多的"抗癌冠军"。笔者在反复比对了多个"排行榜"后，比较认可下面这个"最强防癌抗癌食物排行榜"。

　　（1）玉米：其营养价值超过面粉、大米，经常食用能预防动脉硬化、心脑血管疾病、癌症、高胆固醇血症、高血压等。

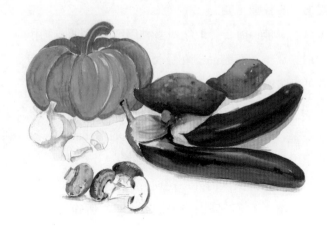

（2）红薯：含有较多的胡萝卜素、赖氨酸、植物纤维、去氢表雄酮，能预防肠癌和乳腺癌。

（3）南瓜：含极丰富的维生素A、维生素C，还含有钙质和纤维素、色氨酸-P等，可预防肥胖、糖尿病、高血压和高胆固醇血症，是预防癌症的好食品。

（4）麦麸：麦麸是小麦主要营养成分的仓库，含有B族维生素，硒、镁等矿物质，很多植物纤维。有利于防治大肠癌、糖尿病、高脂高胆固醇血症、便秘、痔疮等。

（5）萝卜及胡萝卜：含有大量维生素C，胡萝卜还含有丰富的胡萝卜素，所以它们具有极好的防癌作用。

（6）蘑菇：营养丰富，含有人体必需的氨基酸、多种维生素和矿物质，含硒和丰富的维生素D，能增强人体免疫力，有利于预防胃癌和食管癌。

（7）芦笋：含有硒和植物纤维等，可用来防治多种癌症。

（8）苦瓜：苦瓜的抗癌作用是由于它含有一种类奎宁蛋白，能激活免疫细胞的活性，苦瓜种子中含有抑制细胞侵袭、转移的成分。

（9）茄子：含有丰富的营养成分，还含有龙葵碱、葫芦素、水苏碱、胆碱等物质，其中龙葵碱和葫芦素被证实具有抗癌作用。

（10）大蒜：实验证实，大蒜素、大蒜辣素对许多癌细胞具有强烈的抑制作用，大蒜素还能阻断在体内合成亚硝胺。大蒜富含硒、锗，锗能激活巨噬细胞的吞噬功能。

（11）海带：海带提取物对多种癌细胞有抑制作用。

（12）豆类及豆制品：在豆类中，大豆、豌豆、扁豆、绿豆和刀豆等都含有可以防癌抗癌的核酸。

（13）蔬菜：百合科蔬菜如葱、洋葱、蒜等，十字花科蔬菜如西蓝花、卷心菜、白萝卜、芜菁等含有大量的硫化合物，有增强肝脏解毒时所需酶的作用，能增强人体预防癌症的效果。

（14）绿茶：据国内外广泛研究，认为茶叶，尤其是绿茶具有非常明显的防癌作用。（绿茶防癌尚未被世卫组织所确认）

另外，常食大枣、山楂、猕猴桃、葡萄、乌梅、大白菜以及多种海产品等，均对防癌有益。

如果有人认为上列区区十余抗癌食品，品种有限，不够多、不够吃的话，那么，下列更多的具有防癌抗癌作用的食品也可供选择，只不过就是"排名不分先后"了。

（1）蔬菜类：白薯、芦笋、卷心菜、菜花、芹菜、韭菜、辣椒、竹笋、茄子、胡萝卜、荠菜、黄花菜、西红柿、洋葱、大蒜、黄瓜、苦瓜、萝卜、生姜、魔芋、百合。

（2）果品类：猕猴桃、草莓、西瓜、橘子、香蕉、苹果、杏、山楂、柚子、大枣、核桃、枸杞子、菱角。

（3）山珍海味类：黑木耳、银耳、香菇、海参、牡蛎、鲍鱼、带鱼、鲨鱼、沙丁鱼、海带。

（4）粮食饮品类：小麦、玉米、大豆、芝麻、茶叶、酸奶。

点评

需要特别注意的是，任何一种食物都不可以单一品种长年多吃，这样又会造成偏食，除了营养不良，缺乏微量元素和维生素外，偏食也是致癌的因素之一。癌症是长时间，多种致癌危险因素积累诱发，长期偏吃单一的"防癌抗癌食物"，也会增加某种危险积累。饮食与癌症的关系，更重要的是把握好一个度，尽量做到膳食平衡才是防癌抗癌的关键。

合理吃海鲜，海鲜也抗癌

很多人嗜吃海鲜，也有很多人因为身体过敏而忌吃海鲜，其实对待海鲜的正确态度应该是合理地吃海鲜，因为海鲜也抗癌。

海鲜也抗癌？这可是吃货们的"福音"。事实上，鱼类的肉质，特别是海鲜的肉质，是高级蛋白，比陆地上"四条腿"的红肉要高级。海鲜也抗癌，重点是要合理吃海鲜。

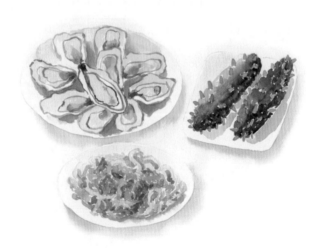

中医常称癌肿为"症瘕""积聚""岩"等，因此，软坚散结也是中医治癌的治则之一。具有软坚散结作用的海鲜不少，凡人都要"忌海鲜"是不正确的。

下列海鲜具有软坚散结、防癌的作用，对良性肿瘤和恶性肿瘤（癌症）均有作用。

（1）海蜇：性味咸平。中医认为可以"消痞块"，可软坚、化痰，适于各种体质。海蜇不滋腻，不会影响人的食欲，且容易消化。

（2）海带、海草：性味咸寒。中医不少抗癌处方中常用。可以消"积块"、消"瘿疾、结核"。海带、海草稍偏寒性，更适于偏热症的患者，虚寒者要少吃。但也可通过一些制法，如麻辣海带，来解其寒性。海带的中药名叫做"昆布"，而海草的中药名为"海藻"。

（3）紫菜、淡菜：也有软坚作用。

（4）海参：性味咸平。有扶正、软坚等多方面的作用。可以养阴、益精而补益，也可软坚散结以祛邪。海参味美，癌肿患者大都可食用。

（5）海蛎等贝类：味甚鲜美，也有软坚作用。

（6）发菜：性味咸平。味美，也可软坚散结。

点评

海鲜虽然也能抗癌，但不能多吃，特别是对海鲜敏感的过敏性体质要忌吃。

抗癌水果18强

（1）梨：能生津、润燥、清热、化痰。由于梨所含的胡萝卜素、维生素B_2、维生素C等都具有一定的防癌抗癌作用，所以梨还适宜鼻咽癌、喉癌、肺癌患者服食。

（2）猕猴桃：含丰富的维生素，尤其是维生素C的含量是橘子的4~12倍，是苹果的30倍、葡萄的60倍。通过近年的研究证实，猕猴桃中含有一种具有阻断人体内致癌的亚硝胺生成的活性物质，因而具有良好的抗癌作用。

（3）杏：适宜多种癌症患者食用。据研究，杏是维生素B_{17}含量最丰富的果品，而维生素B_{17}是极为有效的抗癌物质，对癌细胞具有杀灭作用。

（4）山楂：能活血化瘀、化滞消积、开胃消食，同时还含有丰富的维生素C。中医认为，癌瘤为实性肿块，往往具有气滞血瘀征象，由于山楂能活血化瘀、善消肉积，又能抑制癌细胞的生长，所以适宜多种癌瘤患者的治疗。尤其是对消化道和生殖系统恶性肿瘤患者兼有食欲不振时更为适宜。

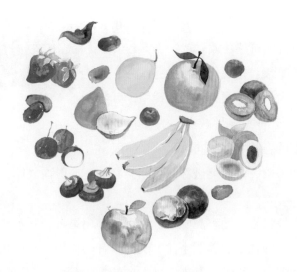

（5）橘子：凡芳香科柑橘属的一类水果，诸如柑、橘子、柚子、橙、柠檬、金橘等，都含有丰富的维生素C。维生素C是一种防癌的屏障，可以阻止强致癌物亚硝胺的形成，尤其适宜食管癌、胃癌、肺癌、喉癌患者食用。

（6）大枣：能补脾胃、益气血，还含有丰富的维生素B、维生素C、维生素P及胡萝卜素等，尤其是维生素C、维生素P的含量特别多，均居百果之冠。国外学者分析出大枣中含有一组三萜类化合物，为抗癌的有效成分；也有研究认为，大枣中含有丰富的环磷酸腺苷，具有抗癌作用。所以，大枣又是一种抗癌果品。在民间，不少肿瘤患者手术、放疗或化疗后，常食大枣粥，或用黄芪煨大枣，每天用大枣10颗、生黄芪30克，共煨煮。这对提高免疫功能，增强体质，预防肿瘤的复发、转移均有裨益。

（7）香蕉：性寒、味甘，能清热、通便，对大肠癌患者尤为适宜。据现代医学研究，香蕉含有丰富的微量元素镁，而镁有预防癌症的作用。

（8）草莓：适宜鼻咽癌、扁桃体癌、喉癌、肺癌患者以及这些癌症患者在放疗期间食用，可以收到生津止渴、润肺止咳、利咽润喉的效果，对缓解放疗反应、减轻病症、帮助康复也有益处。

（9）无花果：能消肿解毒，适宜大肠癌、食管癌、膀胱癌、胃癌、肺癌、肝癌、乳腺癌、白血病、淋巴肉瘤等多种癌症患者食用，是一种广

谱抗癌果品。据现代药理研究表明，无花
果的确有良好的抗癌功效。

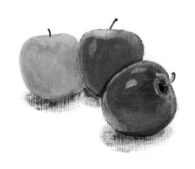

（10）苹果：据现代科学研究认为，
苹果中含有大量的纤维素，经常食用，可
以使肠道内胆固醇含量减少，粪便量增
多，减少直肠癌的发生。同时，苹果中因
含有丰富的果胶，果胶能破坏致癌污染物——放射性气体，从而减少癌症
的形成。

（11）罗汉果：适宜鼻咽癌、喉癌、肺癌患者，开水冲泡代茶饮，有
清肺止咳、润肺化痰、养阴生津、利咽开音的作用，对这几种癌症患者放
疗后出现的咽干、烦渴、干咳、低热亦有缓解效果。

（12）菱角：据日本《医学中央杂志》报道，菱角对抑制癌细胞的变
性及组织增生均有效果，在以腹水肝癌AH-13及艾氏腹水癌做体内抗癌的
筛选试验中，发现菱角有一定的抗癌作用。可用菱角同粳米煮粥食用，也
可用菱角加薏苡仁一同煮粥，适宜食管癌、胃癌、直肠癌、幽门癌、宫颈
癌、乳腺癌患者经常食用。

（13）百合：具有良好的营养滋补功能，还含有一种特殊的有效成
分——秋水仙碱，具有较好的抗肿瘤效果，对多种癌症有效。适宜肺癌、
鼻咽癌、皮肤癌、恶性淋巴瘤等患者食用。同时也适宜这些癌症患者经放
射治疗后出现体虚乏力、干咳少痰或咯血、心烦口干、体有低烧、心悸失
眠时服食，可以收到止咳、止血、安神、增强体质、抑制肿瘤细胞的生
长、缓解放疗反应的效果。也可以制成百合粥，或为百合羹，或煎百合汤
均为适宜。

（14）核桃：又称胡桃，它既是一种营养丰富的滋补强身食品，同时
也是一味补肾固精、温肺定喘、润肠通便的中药。现代药理研究表明，它
所含的锌、镁及维生素A、维生素B_1、维生素B_2、维生素C、维生素E等，
皆可防癌抗癌。无论是健康人，或是癌症患者以及放化疗或手术后，经常
食之，都可强壮身体，防癌抗癌，益寿延年。

（15）荸荠：性寒、味甘，能清热、生津、化痰，由于荸荠含抗癌物

质，所以有的医家用来作为癌症患者的佐食，这对缓解病情、改善症状都有益处。

（16）莲子：性平、味甘，有养心、益肾、健脾作用。肺癌患者低热、干咳以及放化疗后体弱者，民间喜用莲子同百合、山药、银耳、冰糖煮食。

（17）薛荔果：俗称凉粉果、木馒头。性平、味甘酸，有活血、消肿、解毒、利湿、通乳的功能。近代药理表明，它所含的B-谷留醇有一定的抗肿瘤作用。薛荔果对宫颈癌、乳腺癌、大肠癌、食管癌、恶性淋巴瘤等患者尤为适宜，可用薛荔果焙干研末，每天2次，每次9克冲服。民间有用薛荔果2个，同猪蹄1只，同煮食用并喝汤。

（18）葵花籽：它含有丰富的不饱和脂肪酸和优良蛋白质，以及镁、磷、钙、铁、钾、维生素P、维生素E、维生素B_1、维生素A等。葵花籽仁中所含的氯原酸，经动物实验表明，对大鼠肝癌癌前病变有良好的预防作用。因此，葵花籽既是一种营养食品，又是一种抗癌防癌食物。

点评

抗癌水果18强排名不分先后。

6种解馋还抗癌的零食

其实，零食也是分等级的，上等零食为坚果、全谷物能量棒、奶酪和水果干等。中等零食是高盐、高糖和高油的零食。而下等零食则是存在食品安全问题、有致癌可能的零食，如"五毛钱"食品、辣条、泡椒凤爪等。

大多数的零食不仅含糖量高，制作方法上也是重口味，如煎、炒、烧烤、油炸……不利于健康，且能致癌。而以下6种零食就不同了，既能解馋，还能抗癌。

1. 黑巧克力

有研究证实，巧克力有多种抗氧化物，黑巧克力的抗氧化活性是红酒的3倍，其多酚含量更是绿茶的4倍。在我们选择的时候，可以选择纯度为65%以上的黑巧克力，而且愈黑愈好，牛奶巧克力或巧克力酱的抗氧化活性其实非常低。

2. 水煮毛豆

水煮毛豆中的异黄酮可以预防乳癌。研究证实，毛豆还可以抑制胰腺癌肿瘤的扩散。选择鲜绿色、坚实、没有挫伤的豆荚，水煮即可。新鲜毛豆约可保存3天，冷冻毛豆则可保存数月。

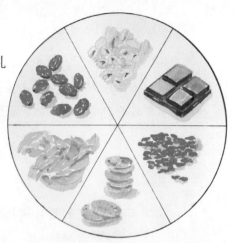

3. 开心果

美国癌症研究协会发表的研究发现，开心果中含有的 γ 生育酚可以降低肺癌风险。其中大量的白藜芦醇，含量仅次于红酒，能抗癌与预防心血管疾病。其中的植物固醇还能保护心血管健康。注意要选择无调味品添加的开心果，并且一天不要超过一把。

4. 干枣

干枣富含膳食纤维，对预防大肠癌尤其有利。但最令人期待的是，它大量的抗氧化成分如 β 胡萝卜素、花青素等，可以保护身体不受自由基伤害。最近也有研究发现，干枣可以改变身体雌激素的代谢，因此可能预防乳癌。干枣本身甜度高，应选择天然不加糖和人工色素的，但是糖尿病患者或正在控制体重的人不宜吃。

5. 全麦饼干

全麦不只是膳食纤维高，具饱腹感，更是谷维素、木酚素的最佳来源，这些植化素可以降低和激素相关的癌症（如乳癌、前列腺癌）的发生。购买时注意看包装上的成分标示，写有杂粮、多谷、五谷、高纤、谷物等字样，其实都与全麦无关，营养成分的前3项是全麦面粉的，才是全麦饼干。

6. 蔓越莓干

大量研究已经证实，蔓越莓能治愈泌尿道感染，能抑制乳癌细胞的增殖，还可以改善前列腺癌症状。应选择使用天然糖分如菠萝汁或少糖的蔓越莓干，尤其要避免选择添加了高果葡糖浆的，否则可能会伤肝肾。

点评

2017年美国临床肿瘤年会报道了一项研究成果，证明服用定量坚果可以降低近一半结肠癌复发风险。给患者带来获益的坚果包括杏仁、核桃、榛子、腰果等。吃零食也抗癌，多好。

餐桌上的防癌要点

这是21位专家，用时5年，对全球已发表的研究进行系统总结，得出的一些结论，这些结论可以解读为餐桌上的防癌要点。要点仍然有点乱、有点多，但捋捋头绪，记住一条就是一份健康财产。

1. 全能防癌冠军——非淀粉类蔬菜

非淀粉类蔬菜就是不含淀粉的蔬菜，包括绿色叶菜、西蓝花、茄子、油菜及根茎类的芹菜等。每天至少要吃5份（至少500克）不同种类的非淀粉类蔬菜。非淀粉类蔬菜富含膳食纤维及维生素C，具有包裹重金属的作用，能减少身体对有害物质的吸收。

非淀粉类蔬菜又叫肠道清道夫，能够促进肠道蠕动，防止便秘，对肠道健康非常有好处；而维生素C是很好的抗氧化剂，能阻断致癌物质的形成，因此，多食非淀粉类蔬菜，可以降低口腔癌、咽喉癌、鼻咽癌、食管癌、肺癌、胃癌、结直肠癌的发病率。

2. 酒精少上餐桌

尽量不饮酒，如果非要饮酒，男性每天不超过30克，即50度以上的白酒不要超过50克，女性减半。

酒精饮料中含大量乙醇，它代谢成乙醛，对肝脏细胞的损伤极大，而肝脏是人体内排毒解毒的器官，它的功能一旦受到影响，会连累到其他很多脏器。因此，酒精饮料能够增加患口腔癌、食管癌、肝癌、结直肠癌、乳腺癌的风险。

3. 水果要吃多种类

建议每人每天要吃20种以上食物，如此多的种类，只能每一样都少来一点，品种尽量多一点了。水果中含有维生素C、膳食纤维、类胡萝卜素。类胡萝卜素主要是β-胡萝卜素，本身就有抗氧化作用，且在体内转化为维生素A，对上皮细胞具有保护作用，尤其是可以保护气管内壁绒毛。

4. 红肉加工肉是致癌风险因素

世界癌症研究基金会建议尽量少吃红肉，一天不超过50克，要避免食用加工肉类，因为加工肉类对于引起大肠癌的可能性是红肉的两倍。高脂、高蛋白饮食与诱发大肠癌有很密切的关系。在诸多高脂食谱中，红烧肉是最不推荐的。

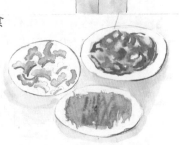

5. 番茄、芝麻抗氧化

适当增加番茄、花生、芝麻、麦芽等的食用量。含番茄红素、含硒食物可适当多吃一些。番茄红素是一种天然色素，主要存在于番茄的成熟果实中，它是一种强抗氧化剂，能清除人体自由基，因此，可以降低男人前列腺癌的发病率。

含硒丰富的食物有花生、芝麻、麦芽等，硒是人体内一种过氧化物酶的组成成分，此酶可发挥抗氧化作用，是重要的自由基清除剂，因此硒也被称为微量元素中的"防癌之王"。市面有很多硒防癌的产品，但硒的防癌作用尚未得到世卫组织的首肯，这并不影响我们多吃含硒丰富的天然食物。

6. 胡萝卜能防宫颈癌

胡萝卜含有的β–胡萝卜素丰富，β–胡萝卜素在体内会转化为维生素A，它具有维护上皮细胞健康的作用。

据科学家观察，宫颈癌患者血中β–胡萝卜素水平低于正常人，因此β–胡萝卜素摄入量低被认为是宫颈癌的危险因素。

7. 苦瓜是防癌急先锋

癌症的发生与肿瘤病毒复制有关，所以苦瓜也具有预防癌症的作用。

点评

把致癌因素挡在餐桌外，也就挡住了"癌从口入"的主要通道。

怎样减少或消除食物中的致癌物

有人说"美味不健康，健康不美味"。那么，有没有办法"鱼与熊掌兼得"呢？以下做法可以做到"要健康，也要美食"。既有效地减少或消除美食中的致癌物，又保持美食的色、香、味俱全。

（1）咸肉、香肠等肉制品，在过去是用来贮藏的重要手段之一，现在更多的是将其看成一种风味食品，都不同程度含有亚硝基化合物。在食用时弃去汤上面的油脂可减少亚硝基化合物，但千万不要采用油煎烹调方式。高温下可促进亚硝基化合物的合成，使其中的致癌物含量增高。因此，要避免食用油煎的香肠和咸肉。

（2）咸鱼中含亚硝基化合物较多，要讲究烹调的前期处理以减少亚硝基化合物含量。食用前最好用水煮一下，或者蒸一下，不要食用汤汁。有人采用日光照射方法，只能除去鱼体表面的，但对鱼体深部的致癌物破坏不大。

（3）盐腌菜含有较多的亚硝基化合物，人们常用水煮、日照、热水洗等方法消除致癌物质。其中用水煮是不错的方法，但对腌菜的味道会有所影响。如腌制前适量加入维生素C，也可明显降低亚硝基化合物的含量。更值得注意的是，腌菜用的陈汤切不可反复使用。

（4）虾皮、虾米都含有二甲基亚硝胺等挥发性亚硝基化合物。食用前最好用水煮后再烹调，或在日光下直接暴晒3～6小时，也可达到消除或降低致癌物的目的。

点评

在选择这些特殊风味食物的同时，搭配维生素含量高的新鲜蔬菜和水果是很有必要的；另外从荤素搭配角度也需要新鲜蔬菜和水果。

让我们"鱼与熊掌兼得"，既享受美味，也吃得健康。

饮食养生保健顺口溜

万物蔬菜养生宝，饮食多样经您调。

白菜利尿解毒素，黄瓜减肥有成效。

萝卜消食开脾胃，蘑菇抑制癌细胞。

清热解毒马齿草，盐醋防毒消炎好。

韭菜温中开胃口，又能补肾暖膝腰。

夏吃丝瓜通脉络，芹菜能降血压高。

甘瓜良药降血糖，葱姜热汤治感冒。

花生能降胆固醇，生梨饭后化痰好。

木耳抗癌素中荤，莲藕除烦解酒妙。

鱼虾猪蹄补乳汁，鸡牛羊肝明目好。

山楂减肥除疝气，山药益肾降糖尿。

利肠通便食猪血，气短虚弱吃山药。

营养丰富胡萝卜，常吃身体不显老。

紫茄祛风通经络，禽蛋益智营养高。

常吃瓜子美容颜，多食芝麻抗衰老。

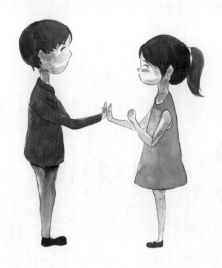

柿子止咳润心肺，解酒醒酒有妙招。

健脾益气食葡萄，秋食悦色人不老。

辛辣蒜头杀病菌，抑制癌症猕猴桃。

海带预防白血病，去脂降压也很好。

赤豆解毒医疔疮，绿豆解暑降温妙。

老年便秘用芦荟，妇女美容不易老。

白菊明目又平肝，黄菊泡茶把热消。

高压低压荠菜花，眼底出血荠菜熬。

金针花蕾治黄疸，清新降火榆钱好。

萝卜化痰清胀气，瓜豆消肿又利尿。

红枣补气养心血，熬粥加枣皮肤好。

生津安神属乌梅，润肺乌发吃核桃。

香蕉通便解胃火，葱蒜解毒蚊不咬。

开启饮食防癌"懒人模式"

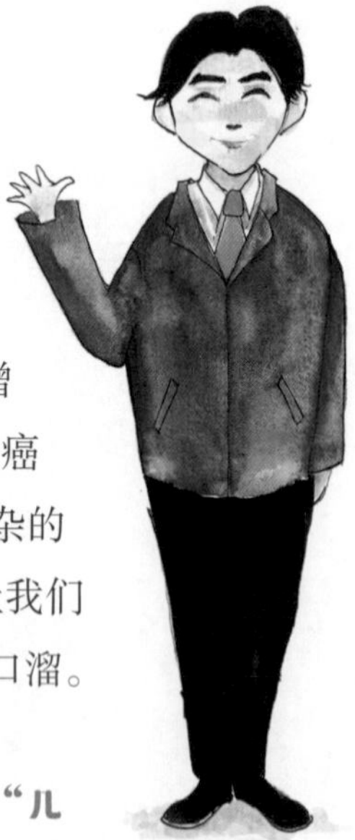

虽然说吃了致癌的食物并不等于立马就会患上癌症，但不当的饮食习惯确实会增加患上癌症风险，累积风险自然就会增加患癌的概率。但有人又要说了，这么多、这么复杂的防癌方法，记不了，也掌握不了。好吧，让我们开启饮食防癌的"懒人模式"：防癌饮食顺口溜。

1. 防癌饮食顺口溜之一：看你吃了"几条腿"

4条腿不如2条腿，

2条腿不如没有腿，

没有腿不如1条腿。

注：4条腿动物是红肉，如猪、马、牛、羊、狗；2条腿动物红白相间，如鸡、鸭、鹅。没有腿动物是白肉，如鱼；1条腿的不是动物，是菇类、蕈类和果蔬等。

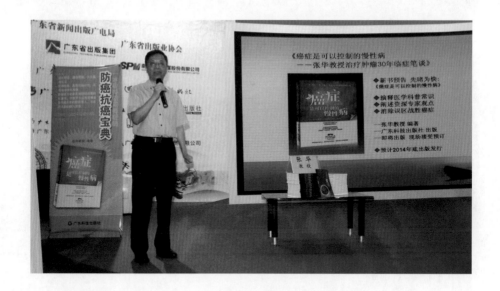

2. 防癌饮食顺口溜之二："一多二不三要少"

一"多"：是指每天摄入足够"多"的蔬菜及水果，吃够25种食物，尽量多吃全谷类和豆类。

二"不"：是说要控制自己，"不"烟、"不"酒。做到不吸烟和不饮酒，远离烟草制品、二手烟及酒精。

三要"少"：是指"少"吃或不吃加工过的肉类，如腌制肉、肉罐头等，并在日常饮食中"少"油"少"盐。

3. 防癌饮食顺口溜之三：健康"吃喝三句话"

能吃能喝不健康，

会吃会喝才健康，

胡吃胡喝要遭殃。

4. 防癌饮食顺口溜之四

食医合一，饮食养生，

本味主张，孔孟食道。

5. 防癌饮食顺口溜之五：每人每天"吃多少？5句话！"

50克肉、150克饭、250克水果、500克蔬菜、1 000克茶水。

6. 防癌饮食顺口溜之六："吃饭要用脑"

用肚子吃饭求温饱，

用嘴巴吃饭讲享受，

用脑子吃饭保健康。

7. 防癌饮食顺口溜之七：健康生活"七个要"

要吃好3顿饭，

要睡好8小时觉，

要每天健走半小时，

要每天笑一次，

要每天大便排毒素，

要家庭和睦，

要戒烟、控酒。

8. 防癌饮食顺口溜之八："吃与不吃"8句话

吃普通的，不吃珍稀的；

吃廉价的，不吃贵重的；

吃简单的，不吃复杂的；

吃野生的，不吃喂养的；

吃非转基因的，不吃转基因的；

吃鲜活的，不吃冰鲜的；

吃新鲜的，不吃加工的；

吃清淡的，不吃重口味的。

点评

很难全做到？尽量吧，须知做好一点，就离癌症远了一点。

后记
Postscript

把医学科普
进行到底

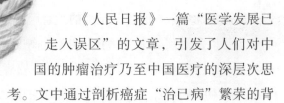

《人民日报》一篇"医学发展已走入误区"的文章，引发了人们对中国的肿瘤治疗乃至中国医疗的深层次思考。文中通过剖析癌症"治已病"繁荣的背后，道出了对"治未病"的担忧。文章指出：从医生个人来说，患者越来越多，说明自己医术高、口碑好，患者认可。但是，从整个国家来说，患者越来越多，则说明医学发展走入误区。重治疗、轻预防，医生"只治不防，越治越忙"，也让癌症治疗走入了误区。

古人云：上医治未病。意思是说，医术最高明的医生并不是擅长治病的人，而是擅长防病的人。预防为主，是我国的卫生工作方针。我从事肿瘤临床工作30余年，不敢妄称"名医"，借中医和饮食调理之利，却也是接诊了数以万计的肿瘤患者。行医几十年，每天都在拼命地诊治肿瘤患者，也有过很多成功的案例，然而患者不仅没有见少，反而越来越多，这是为什么呢？

这让我不由得想起了神医扁鹊的故事。

据《史记》载，魏文侯曾问扁鹊说："你家的三兄弟都学医，那么谁的医术最高啊？"扁鹊答道："我大哥的医术最高，我二哥其次，我最差。"

魏文王很惊讶，问："那为什么就你名动天下，他们两人却没有一点名气？"

扁鹊说："我大哥的医术之高，他一个人可以做到防患于未然。这个人病未起之时，他一望气色便知，然后用药把你调理好了，所以天下人都以为他不会治病，他一点名气都没有。我二哥的能耐是能治病于初起之时，这个人咳嗽感冒的时候，他就能将病治好而不致于使其病进而酿成大病。所以我二哥的名气仅止于乡里，认为是治小病的医生。我呢？就因为医术最差，所以一定要等到这个人病入膏肓、奄奄一息，然后下虎狼之药起死回生。偶尔治好一二，人们就传我为神医。"

对扁鹊的尊敬，并不只是他的神奇医术，而是他对自己永远保持清醒的认识，以及对预防医学"治未病"之高度评价。笔者从几十年的行医经历和数万个诊治病例经验中深刻体会到：癌症猛如虎，预防最重要。

人类对抗癌症环节，预防应该放在重中之重，这是世界范围内的业界专家共识。世卫组织《全球癌症报告（2014）》作者之一、澳大利亚新南威尔士大学的贝纳德·斯图尔特说，预防癌症"在抗击癌症的战斗中扮演了决定性的角色"。

国际癌症研究中心主任克里斯·怀尔德说："预防癌症绝对是关键性的，却被忽略了。"世界上有两件事是最困难的：一是把别人的钱放到自己口袋里，二是把自己的观点放进别人的脑袋里。显然，科普是二者之一中的后者。

预防癌症的重点攻坚战和突破口，是日常生活饮食防癌、抗癌健康意识的普及，也即是肿瘤医学科普的推进和推广。医生治病只能救治有限的患者，而科普的力量，却能改变千万人的意识，造就无数人的健康。

早在童年时代，笔者就领略了科普作品的力量。《十万个为什么》

是千万儿童永世难忘的科学启蒙；高士其的科普作品曾经影响了几代中国人……科普，引导青少年和中华民族走向科学的未来。

有人揶揄说：所谓名画，就是看不懂的色彩。所谓科学，就是难以明白的理论。笔者知道的是：科学研究的复杂和深邃，普通人确实难以企及，肿瘤医学更是专业性特强还深奥难懂。科普，就是科学与普通老百姓之间的一座桥梁，将艰涩难懂的科学道理和癌症知识，以通俗易懂的语言来讲解、传播，让老百姓掌握科学常识，从而预防癌症，战胜癌症。

1992年，身为年轻住院医师的笔者，深感饮食与疾病的关系之密切，影响之巨大，遂结合临床，广查资料，特别是查阅《本草纲目》等中医经典，将散落的饮食与疾病之间的相关进行分类汇集，编辑成为一本讲述饮食与疾病关系的专著《百病饮食宜忌》，交由广东科技出版社于1993年出版。2010年循众要求，增加了接近一倍的内容，改名为《百病饮食宜与忌》再版。而在2015年出版的《癌症是可以控制的慢性病》一书中，饮食防癌、肿瘤患者饮食指导等相关内容最为反馈热烈，于是再次循众要求，将饮食防癌内容整理成本书，以成系列。

1998年，"触网"两年的笔者曾受聘义务担任当时最大的免费网络杂志索易《健康信箱》的肿瘤咨询主持专家，解答来自全国各地甚至国外的肿瘤专业咨询。2000年起开办国际一级域名的"肿瘤咨询在线"网站，与患者和患者家属在线交流，利用业余时间为来自国内外患者提供肿瘤专业知识咨询、饮食和康复指导。

立足于肿瘤科普，主持网络咨询多年，笔者深知网络咨询由于受限于所提供的资料不全，受制于医疗规范和法律法规，不能够为患者选择治疗建议，不能影响主治医生的治疗，为患者带来有限裨益。但"贴钱"的科普与医疗一样，也是一项利国利民的伟大事业，是社会所不可或缺的，总得有人去做。

哲学家歌德说过："我们对于真理必须经常反复地说，因为错误也有人在反复地宣传，并且不是个别的人，而是有大批的人宣传。"

承蒙厚爱，笔者的几本科普著作都深受医界同行和病友、家属的好评，很受广大读者欢迎并畅销、"肿瘤咨询在线"网站获得网友长期免费的技术支持、《百病饮食宜忌》获广州地区科普出版物新闻奖好专栏奖、《癌症是可以控制的慢性病》被推荐为全国读书月书目并获广东省和广州地区优秀科普图书奖……当然，最好的永远是下一本。

好吧，篇幅所限，就此打住。如读者阅读本书后，抑或在肿瘤预防、治疗和康复方面有什么疑问，可以在"肿瘤咨询在线"的留言簿上留言咨询（网址：www.chinaonco.net），或者到笔者的"今日头条号"评论和讨论（网址：www.toutiao.com/m50019039736），笔者将尽快予以回复，"肿瘤咨询在线"网站提供电子资料下载。以促进传统媒体与网络媒体无缝链接，做到一本书一个网站——读者与作者的互动；一个患者一个专家——患者与专家的交流，做好"一对一"的后续服务。

让我们，把医学科普进行到底！